CURA DE ATIVAÇÃO DO
TIMO

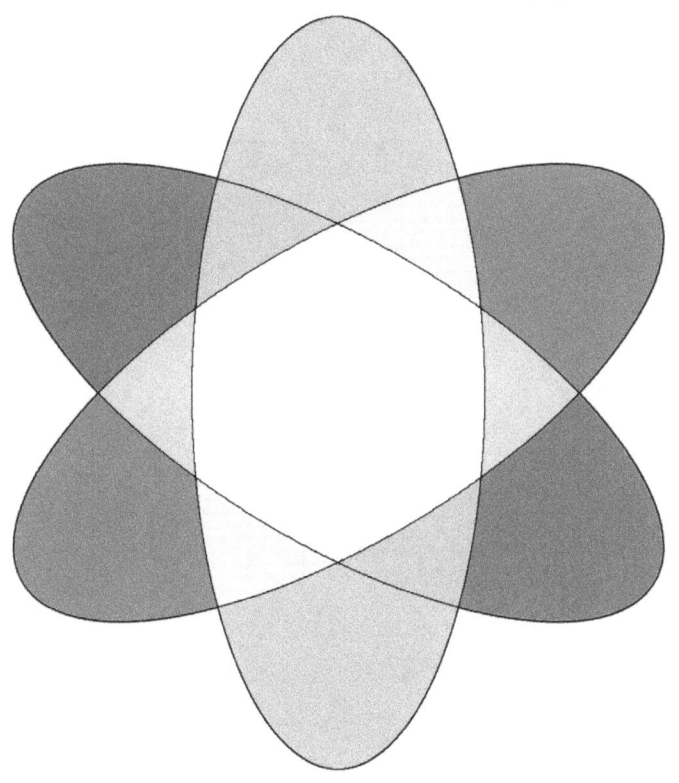

SR.
TAKASHI 2BAKI

Cura de ativação do timo
versão 1.0 revisão 1

Sr. Takashi 2baki

INTRODUÇÃO

O método de cura por ativação do timo é apresentado em português no final do livro.

Se você gostaria de experimentar a cura por ativação do timo o mais rápido possível, vá para a última página.

Primeiro, gostaria de apresentá-lo ao amor, que é a chave para a cura.

A seguir, apresentarei o que aconteceu como resultado da continuação da cura.

A seguir, apresentarei a cura que me ensinaram e a cura que desenvolvi de forma independente.

Em seguida, farei uma hipótese e apresentarei informações sobre o timo do ponto de vista médico.

Em conclusão, apresentarei como realizar a cicatrização de ativação do timo.

Por todos os meios, espero que você prossiga sem resistência.

Espero que goste deste livro.

ÍNDICE

Introdução	3
índice	5
Amor	6
história de eremita	12
ascensão	19
Kagome	23
experiência de despertar	31
política de resgate	36
Prefácio	69
história principal	70
Lista de literatura	85
serviço	87
hipótese	94
timo	102
antes do fim	143

AMOR

Esta é a versão testada do amor.

O que você pensa quando ouve a palavra amor? O amor do romance, o amor da amizade, o amor que você sente em atos de bondade e assim por diante. Eu posso imaginar esse tipo de amor.

Nisso, acho que o amor próprio está incluído se você contar mais um amor verdadeiro.

Amor próprio,

É sobre amar a si mesmo.

O amor próprio cria independência espiritual.

Em outras palavras, amar a si mesmo é nutrir seu corpo. E, ao mesmo tempo, você também receberá a nutrição do amor pelo seu corpo.

Não há nada mais confiável para este próprio corpo.

Dar amor e receber amor, tal ciclo brota em um indivíduo, e quando um ciclo de energia do amor nasce, este corpo se torna um estado cheio de alegria, e você será feliz do fundo do seu coração.

Se você continuar fazendo isso diariamente, isso se tornará um guia para sua independência espiritual e o levará a um nível mais alto.

Isso se chama ascensão.

Ou chamamos de updraft.

E experimente o verdadeiro amor próprio.

Quando você acordar para o verdadeiro amor próprio, será capaz de viver sem depender dos outros. Você pode viver simplesmente com amor próprio sem receber amor dos outros.

É isso que acontece.

Claro, recebemos muito amor dos outros e somos capazes de desfrutar ainda mais amor, então é como matar dois coelhos com uma cajadada só.

Portanto, não há razão para não obtê-lo. Eu penso que sim. Por todos os meios, por favor, verifique com seus próprios olhos.

Sobre a definição de amor

Mesmo se você disser amor em uma palavra, acho que existem várias percepções.

Amor em relacionamentos românticos, amor em amizade, amor em atos de sinceridade e bondade.

O que podemos inferir dessas coisas é que o amor age como um lubrificante (graxa) socialmente comprovado que enriquece a vida humana.

Aqui, gostaria de oferecer uma perspectiva enérgica sobre esse poder do amor. Gostaria de prosseguir com uma nova definição da existência que existe no coração, no centro do peito, no centro humano (coração) e na existência que pode ser inerente ao eu.

O objetivo deste artigo é que você experimente o uso da energia de seu próprio ser, o ser que reside em seu coração, e experimente a circulação da energia do amor. E eu ficaria feliz se você pudesse se tornar uma pessoa despertada pela energia do amor.

Além disso, se você puder lidar com a energia do amor livremente, será capaz de reduzir a ansiedade primeiro. Claro, você não pode se livrar completamente da ansiedade, mas a energia do amor será revitalizada, então é mais saudável do que ir a um mau psiquiatra.Um efeito saudável pode ser esperado.

Além disso, quando a energia do amor circula por todo o corpo, pode-se esperar rejuvenescimento da pele e efeitos de beleza.

Estaremos protegidos por uma energia circulante suave e quente, então acho que poderemos declarar que estamos seguros, não importa quão caótico seja o mundo.

Além disso, quando você se tornar capaz de usar a energia do amor, saberá que existe uma existência energética inerente a todas as coisas que existem neste mundo.

Quando isso acontecer, eu sei que existe uma existência dentro de todas as coisas, assim como eu, então naturalmente serei capaz de tratar as coisas com cuidado.

E já que você não perceberá mais as coisas como meras coisas, você será capaz de amar a existência que é inerente a essas coisas. Então, acho que atitudes como jogar mal as coisas fora ou não tratá-las com cuidado vão desaparecer.

Além disso, se você souber que existe uma existência inerente às coisas, acho que será menos provável que queira, roube ou saqueie as coisas de outras pessoas.

E sabemos que há uma presença que reside nesse objeto. Portanto, naturalmente perceberemos que a existência ama seu mestre (dono). Portanto, os pensamentos da existência inerente ao objeto surgirão naturalmente e a pessoa deixará de cobiçar, roubar ou saquear as coisas de outras pessoas.

Eu acho que isso não é apenas um pensamento para as coisas, mas uma maneira de pensar que pode ser aplicada às pessoas também. Por exemplo, digamos que você tenha um ente querido. Acho que é parecido com a situação em que o ente querido tem outro ente querido e não pode sair do controle. Mesmo que você saiba que seu amor nunca se tornará realidade, provavelmente deixará de querer ou roubar o amante de outra pessoa.

Além disso, quando aprendemos a pensar com amor, seremos capazes de perceber as coisas com o coração. Portanto, sei que mesmo a pessoa odiada que está com a pessoa que amo é uma pessoa que tem as qualidades de ser um ser precioso que pode usar o amor da mesma forma que eu. Portanto, acho que a inveja e o ciúme diminuirão. Para dar um exemplo extremo, acho que a aparência trágica de matar pessoas só porque as odeiam desaparecerá.

Acho que existe o verdadeiro valor do amor.

Além disso, quando você estiver pronto para usar a energia do amor, ocorrerá uma corrente ascendente (ascensão).

A partir do próximo capítulo, gostaria de apresentar algumas das experiências e contar como usar a energia do amor e da amizade.

HISTÓRIA DE EREMITA

Cheguei a ver que esta pode ser a razão pela qual as pessoas chamadas eremitas nos tempos antigos defendiam a imortalidade.

Vou escrever sobre isso neste capítulo.

Diz-se que o significado da imortalidade é nunca envelhecer e nunca morrer.

Mas os velhos eremitas estão mortos. Estou começando a pensar que o que eles queriam dizer era que eles foram capazes de realizar um modo de vida que parecia jovem sem envelhecer, e que eles estavam expressando isso em palavras.

Enquanto formos humanos, estamos fadados a morrer, mas acho que os eremitas podem ter inventado uma maneira de permanecer jovens para sempre usando as habilidades latentes que os humanos são dotados.

Como resultado, especulo que ele se tornou um ser chamado de eremita que dizem nunca morrer.

Então eles descobriram algo que não podia ser compreendido no nível do senso comum ou da ciência moderna, e o dominaram. Isso é o que eu acho. No entanto, embora eu tenha visto contos de eremitas na literatura, nunca conheci um eremita de verdade, então pensei neles como pouco mais do que contos de fadas.

No entanto, aprendi a cura com cristais com "Robert Simmons", que é famoso na indústria de pedras naturais e, como resultado da contínua cura com cristais todos os dias, tive uma experiência de ascensão. Para colocar em palavras, é dizer que experimentei a corrente de ar ascendente em um nível que podia sentir em meu corpo.

Como resultado, a história do mundo do "sistema invisível" tornou-se mais realista. O corpo humano realmente tem muitos segredos, e eu pensei que realmente parece haver uma área desconhecida que não foi elucidada pela ciência.

No passado, eu também era realista, o tipo de pessoa que não prestava muita atenção em histórias sobre sistemas invisíveis. No entanto, quando você realmente experimenta a ascensão, não pode ignorá-la e quer contar às pessoas sobre isso. Isso é verdade. Incrível.

Quanto a mim, uma vez que experimentei a experiência da ascensão, comecei a ascender todos os dias sem falta. Quanto ao método de cura, desenvolvi um método único de cura sem cristais, e ainda estou aprimorando-o aplicando-o ao método de usar a energia do amor e da amizade.

De meados de maio ao início de junho de 2022, experimentei o clímax da experiência da ascensão, a experiência do despertar e a experiência do despertar com medo. Este é um conteúdo muito difícil de transmitir, mas surgiu o fenômeno diametralmente oposto que está inextricavelmente ligado à alegria. Você deve ter cuidado.

Nessa experiência, experimentei a ativação da existência em um lugar difícil de transmitir em palavras, um pouco acima do centro do meu coração.

A partir disso, fiquei interessado no que era isso, e quando procurei todos os livros de medicina na biblioteca, parece que é o que é chamado de timo no mundo médico.

A partir dessa experiência, ficou claro que o timo é um órgão que amadurece as células T que controlam as funções imunológicas humanas. Doenças como câncer e corona serão vantajosas se até o timo puder ser ativado. Você será capaz de dizer isso.

A partir disso, se ocorrer a ativação do timo, a função imunológica aumentará. E aparentemente, se pudermos progredir para a experiência do despertar, poderemos reconhecer a existência do timo com sensação de pele. Você poderá ativar o timo praticando o uso da energia do amor e da amizade todos os dias. Estou começando a ser capaz de dizer isso.

Por enquanto, se eu o complementar, posso reconhecer a sensação do timo. , mas isso tem um significado especial.

No processo real de despertar, meu corpo ficou muito sensível e senti que estava transcendendo o gênero. Como resultado, senti uma sensação como uma borboleta no timo no fluxo de ativação de vários órgãos.

No meu caso, sinto que pode ser descrito como uma "dobradiça", e também sinto que pode ser comparado a uma asa. Acho que algumas pessoas percebem isso como um pássaro. Talvez, eu imagino que a forma como as pessoas percebem e sentem muda dependendo de suas sensibilidades.

Portanto, acho que várias formas de expressão, além das expressas aqui, aparecerão no mundo no futuro. Eu tive um sentimento tão especial.

Claro, acho que precisamos demonstrar isso. No entanto, eu não sou um profissional médico. Então eu não tenho ideia de como provar isso. Além disso, será necessário verificar se é uma experiência de despertar que aconteceu apenas comigo ou uma experiência que pode acontecer com qualquer pessoa. Na minha experiência, leva três anos para experimentar o despertar.

Se tentarmos provar isso na forma de verificação ou ensaios clínicos, quantos anos levará até que o sistema de tecnologia seja estabelecido? Se posso ou não provar isso em minha vida também é desconhecido neste momento.

Então, lendo este artigo agora, você está com sorte.

Se você leu este artigo e gostaria de ter uma experiência de ascensão ou uma experiência de despertar, por favor leia o restante deste livro com atenção. Gostaria de lhe apresentar como usar a energia do amor e da amizade.

Voltando à história original, imagino que os antigos eremitas experimentaram essa experiência de despertar, dominaram a ativação da glândula timo e viveram aproveitando ao máximo essa experiência. É apenas uma hipótese, mas eu tenho uma fantasia de que se eu tivesse essa experiência e a usasse quando os cuidados médicos estavam no nível dos velhos tempos (cerca de 500 anos atrás), eu poderia ter me tornado como um eremita.

Nos tempos modernos, o nível de assistência médica aumentou muito e está mudando para uma era que se diz ser "uma era em que você não pode morrer".

No entanto, se você pode viver muito com o poder de cura natural dos seres humanos, é melhor usar o poder de cura natural. Bem, então, eu gostaria de apresentar a essência da história principal.

Agora, a partir daqui, apresentarei a experiência da corrente ascendente (ascensão), contramedidas e remédios, juntamente com a história da experiência do despertar.

ASCENSÃO

A experiência da ascensão pode parecer e ser diferente dependendo da pessoa. Agradeceria se você pudesse tomar como exemplo o conteúdo que apresentarei a partir de agora. Por favor, entendam de antemão que o que vou falar não necessariamente acontecerá.

Vou te contar como minha história de experiência.

Em meados de julho de 2019, participei de um certo seminário. Foi aí que conheci a Crystal Healing. Continuei a praticar a cura com cristais diariamente.

Cerca de três meses depois, antes do início das primeiras Ascensões, gostaria de compartilhar com vocês o que me chamou a atenção como algo que aconteceu. Quando eu estava fazendo cura com cristais, vi uma imagem de uma grande flor de lótus desabrochando no centro da virilha e as pétalas se abrindo.

Além disso, quando a primeira corrente de ar ascendente (ascensão) começou, senti uma luz brilhante no centro do meu coração em meu sono. Era como olhar para o centro do seu coração em um estado de sonho.

Reconheço que, nessa época, pude reconhecer claramente a existência inerente a mim mesmo, sentir a sensação da realidade com minha pele e enfrentar a maravilha do corpo humano.

Quando experimentei pela primeira vez as correntes de ar ascendentes (ascensão) subindo em meu coração, fiquei realmente surpreso.

É como dizer: "Que diabos é isso?"

Desde essa experiência, histórias sobre sistemas invisíveis, ascensão, ascensão vibracional e ascensão dimensional que foram comentadas nas ruas podem acontecer a qualquer um, não a pessoas malucas específicas.Eu vim a saber que era um evento.

Além disso, quando a corrente de ar ascendente (ascensão) estava se aproximando da garganta acima do coração.

Ainda me lembro como fiquei surpreso quando ouvi o som de "Ah-n", graves baixos, médios sólidos, agudos retumbantes e som surround como se muitas vozes estivessem cantando juntas.

Até este ponto, lembro que aconteceu cerca de 3 a 6 meses depois que comecei a cura com cristais.

Além disso, cerca de meio ano depois de iniciar a cura com cristais, consegui usar a energia do amor sem usar cristais. Desde então, pratico usando a energia do amor e da amizade sem cristais.

Em termos de período, pratiquei cura com cristais por meio ano e pratiquei como usar a energia do amor e da amizade por cerca de dois anos e quatro meses. 2 anos e 10 meses no total.

No processo de continuar a corrente ascendente (ascensão), em algum ponto, a corrente ascendente (ascensão) começou a ocorrer até o interior do crânio acima da garganta.

Após 2 anos e 10 meses,

A Ascensão concede um raio de esperança à medida que avança no crânio. No entanto, também pode ser uma imagem do inferno para algumas pessoas. Lutei e sofri.

Como resultado, mesmo tendo me dado o ditado "quem avança sem resistência vence", enfrentei uma situação física que transcendia o gênero, na qual não tive escolha a não ser resistir. Cheguei ao meu limite e resisti pela primeira vez ao fenômenos que ocorreram em meu corpo.

Então, fui atormentado por calafrios, calafrios, medo e ansiedade, e enfrentei o momento em que estava preparado para morrer. Vou manter os detalhes em segredo, mas era realmente uma imagem do inferno.

E fui levado ao ponto em que comecei a dizer um feitiço para me convencer: "Sou um homem. Sou um homem".

E a partir daqui, corremos para a experiência do despertar.

KAGOME

Kagome, Kagome, Kago no naka no tori wa, itu itu deyaru Yoake no ban ni, turu to kame ga subetta, ushiro no syoumen daare. * Expresso na pronúncia japonesa.

Se você é japonês, é uma música que você tocava com frequência quando era criança. No entanto, quando a li depois de passar por uma experiência de ascensão, fiquei surpreso com o conteúdo da música e percebi que era um pouco diferente da impressão que eu tinha quando criança. Este capítulo vai falar sobre isso.

Esta música parece ter uma palavra ligeiramente diferente dependendo da região. A maioria deles diz a mesma coisa, então aplicarei as palavras introduzidas no início deste capítulo para expressá-los.

Kagome, eu definitivamente tomei essa palavra como uma música infantil que estava vendada e cercada por um grande número de pessoas. No entanto, depois de experimentar a corrente ascendente (ascensão) e lê-la, percebo que isso não significa nada disso.

Kagome, Kagome, este kagome significa olhos de cesto, olhos de cesto. Bem, é uma foto de uma mistura de triângulos e triângulos invertidos, na forma de uma estrela de seis pontas.

Então, o que significa "Kago no naka no tori wa"? O significado pode ser anotado de várias maneiras. O primeiro é "Torii". Torii significa um portão construído na entrada de um santuário.

Esta será a parte da "dobradiça" quando eu explicar a partir da minha experiência de ascensão. Em termos médicos, é o timo que vive um pouco acima do coração, que também é o núcleo central dos seres humanos.

Parece um pássaro, dependendo de como você olha para ele.

Senti-me como uma "borboleta" quando experimentei a corrente ascendente (ascensão). No entanto, dependendo de como você olha, pode parecer um pássaro. Mesmo que eu expresse isso como um pássaro, não sinto nenhuma incongruência. Porque ele vai voar de qualquer maneira. Então o segundo é um pássaro.

E "itu itu deyaru Yoake no ban ni", que provavelmente significa "Quando você vai aparecer? Noite ao amanhecer." Tomo-o no sentido de que expressa o estado de antecipação e confusão.

Foi na noite anterior ao amanhecer quando senti pela primeira vez a borboleta quente e enérgica (timo).

No clímax da ascensão, que leva a uma experiência de despertar, pude sentir claramente as borboletas quentes.

E sobre o significado de "turu to kame ga subetta", eu entendo que esta palavra significa que uma tartaruga escorregou, não um guindaste.

Para explicar pictoricamente, acho que há uma imagem como uma carapaça de tartaruga dentro de uma estrela de seis pontas que é um padrão de cesta, mas gostaria que você a girasse um pouco. Então você pode ver.

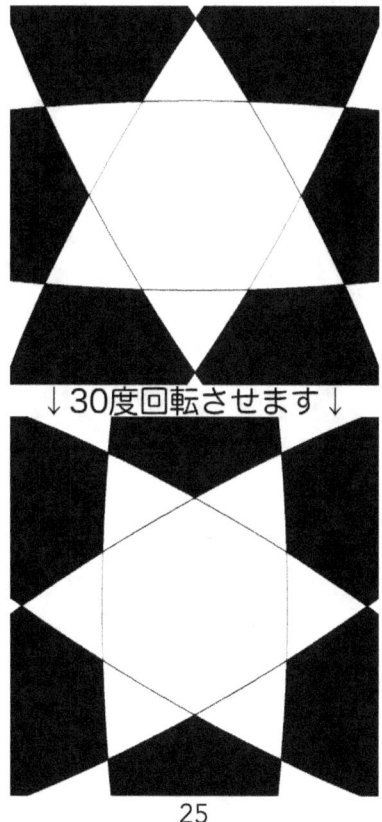

E, "ushiro no syoumen daare" Esta é uma história que pode ser compreendida por aqueles que despertaram através da experiência da ascensão, mas acho que é difícil para o público em geral entender.

Se o torii (entrada) de Kagome é expresso como o timo, então o santuário principal e o santuário frontal de Kagome são o topo da cabeça. Bem, é difícil colocar em palavras. Também pode ser expressa como a posição de "Enma", a posição da "coroa" ou a posição do "feijão".

Do ponto de vista pessoal, vejo "ushiro no syoumen daare" como a existência que é inerente a si mesmo.

Descrição de Kagome

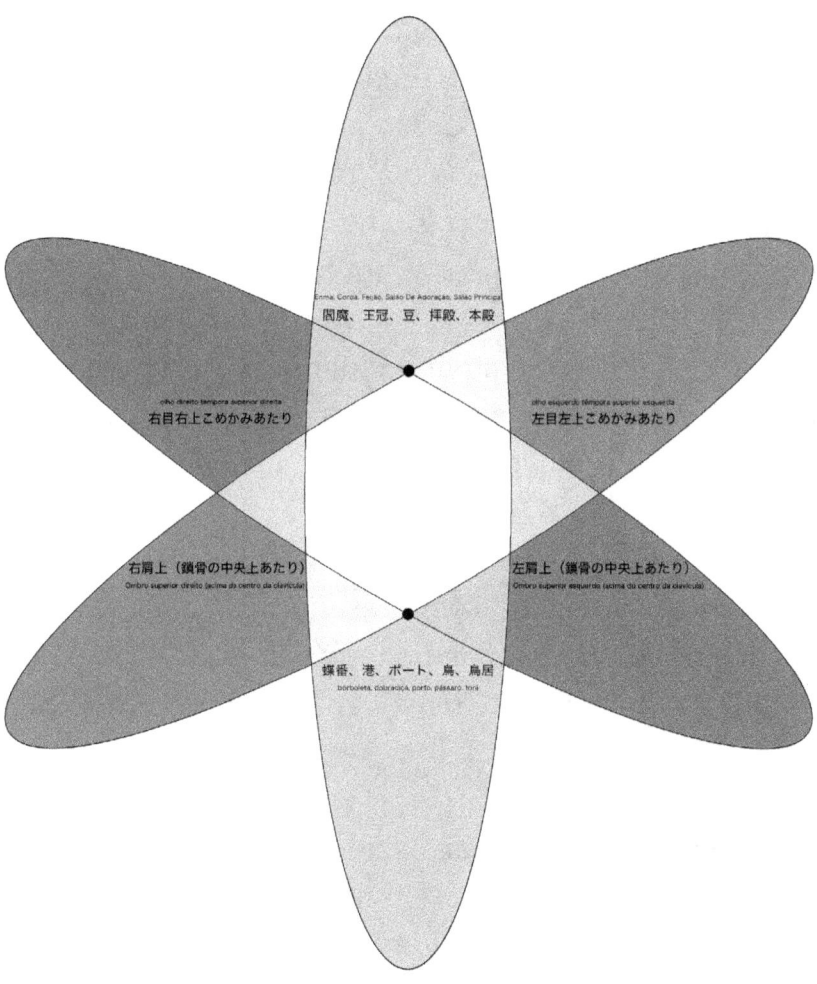

Além disso, quando você ouve a palavra Enma, pode pensar em algo assustador.

Há também a influência de histórias como Dragon Ball e Journey to the West, e é assim que é percebido, mas para pessoas que experimentaram ascensão e despertar, Enma parece um pouco diferente.

Enma significa uma pessoa bonita que é extremamente entusiasmada com uma coisa. Eu apreciaria se a impressão de Enma mudasse um pouco.

Além disso, a coroa é a parte circular larga do crânio que conecta os ossos parietais com a sutura sagital. Ele aparecerá antes de você passar pela experiência da ascensão.

Além disso, os "feijões" são o resultado da continuidade da corrente de ar ascendente (ascensão). O sofrimento do inferno aparece, e o "feijão" aparece depois do sofrimento daquele inferno.

As palavras não podem explicá-lo de forma alguma, então, para explicá-lo em termos médicos, a sutura entre o osso frontal e os ossos parietais esquerdo e direito no crânio é chamada de sutura coronal.

O ponto onde a sutura coronal e a sutura sagital se cruzam será referido como a posição "feijão".

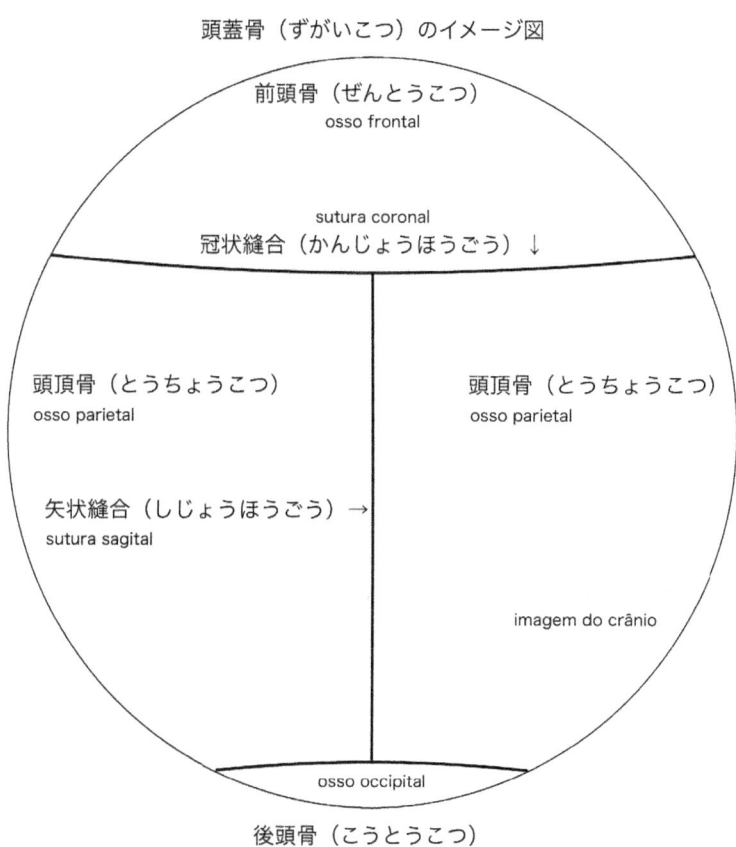

Eu agradeceria se você pudesse transmiti-lo bem

No entanto, estou impressionado que os povos antigos disseram bem. Quando eu era criança, fui feito para cantar e tocar com essa música, e fui educado adequadamente.

Além disso, o significado da brincadeira e o significado da exploração interior estão bem combinados, e é maravilhoso demais ter dois significados.

É exatamente a contenção da própria ascensão, e não sei quem pensou nisso, mas é incrível.

Eu pensei que a pessoa que escreveu a música era um gênio.

Então, a partir do próximo capítulo, apresentarei a história da época em que tive uma experiência louca de despertar como resultado de prosseguir com a experiência da ascensão.

EXPERIÊNCIA DE DESPERTAR

amor e amizade. Quando você souber como usar essa energia, a corrente ascendente (ascensão) acontecerá.

Quando você consegue dominar a corrente de ar ascendente, ela evolui para a corrente de ar ascendente ao redor do umbigo, a corrente de ar ascendente que sobe até o peito (coração) e se torna um dragão, sublima para a garganta e depois para a cabeça. processo de se mover para o centro do corpo e depois para o topo da cabeça, você se tornará uma super ascensão e terá um feijão em troca da dor do inferno. Isso requer cautela.

Quando isso acontecer, o desejo de ascender desaparecerá. Você luta desesperadamente para equilibrar seu coração e seus pensamentos, e parece que tomou um banho de água fria.

Como resultado, você estará em um estado de abandono de tudo, até mesmo de sua imaginação. Você começa a encobrir todo o conhecimento que adquiriu em sua busca interior.

Estou nesse estado agora.

Vou te mostrar o que estou fazendo agora.

O passado e o futuro são o mesmo que sonhos. Fantasias e delírios são o mesmo que sonhos. Até as memórias são iguais aos sonhos. Se você notar isso, diga em voz alta agora. "Eu persigo o mundo visível." O mundo visível é real. O mundo visível é a realidade presente. Então, assim que você começar a perseguir o mundo invisível, diga em voz alta. "Eu persigo o mundo visível." Se você fizer isso, seus olhos ficarão perfeitos e não haverá efeitos colaterais.

Agora sua cabeça começa a sincronizar com o presente.

Em seguida, quero que você conecte o tronco e a cabeça do corpo e os sincronize. Tente seguir sua respiração. Você não precisa pensar em quantos segundos para expirar e quantos segundos para inspirar. Estou exalando ar agora. estou respirando ar agora faça isso. Quando você inicia o comentário, a cabeça e o tronco do corpo que estão em sincronia com o presente começarão a trabalhar juntos. Parece haver um espaço no coração.

Bem, esta situação faz-me sentir melhor. Se você se encontrar em um estado de confusão incontrolável depois de dominar a Ascensão, leia este artigo. Sua mente e seu corpo certamente serão redefinidos.

Depois de escrever esta frase, vou explicar o que aconteceu.

Como resultado do abandono de tudo, e mesmo do abandono da imaginação, talvez os preparativos para o corpo estivessem completos e, de repente, eles estivessem em um estado de abandono até mesmo das sensações de seus corpos.

Chama-se a fórmula secreta e é assim que todos seguem.

Aconteceu contra a minha vontade. E eu nem sei se estou respirando ou não, não consigo nem sentir meu corpo, ele está ali. Mas aqui está. Era apenas a sensação de dizer.

É uma sensação de que nem mesmo os pensamentos existem.

Então, quando pensei que minha cabeça estava se contorcendo, meus sentidos voltaram ao meu corpo, senti uma respiração superficial e meus pensamentos voltaram.

O que é isto? ⋯ e comecei a analisar. Procurei palavras semelhantes a esta experiência da minha memória de experiência até agora. Várias palavras foram associadas a ela, mas assim que tentei aplicá-la, senti que a palavra era uma mentira. Percebi a contradição de explicá-lo com palavras e cheguei a pensar que nomeá-lo seria uma mentira.

A sensação de estar subconscientemente imerso em meditação... seria uma mentira se eu colocasse em palavras.

Por enquanto, só para ter certeza, vou listar apenas o que pensei naquele momento, no sentido de não esquecer minha intenção original.

Eu me pergunto se parece um gosto de paz⋯ É este o "nada" que as pessoas dizem? Isso é Samadhi? No entanto, não posso deixar de ver "nada" e samadhi como palavras falsas. Se você escreve "nada", não pode dizer "nada" porque há uma sensação de "está apenas lá, está apenas aqui". Parece que a palavra samadhi significa focar a mente em uma coisa e alcançar um estado mental estável, mas eu mesmo não sinto que minha mente esteja focada em uma coisa. Este estado de coisas ocorre arbitrariamente independentemente da vontade da pessoa, então provavelmente não é samadhi.

O que é isto? Como resultado da análise, não pode haver nome para esse estado, ele pode ser expresso como o ponto final do êxtase, mas noto que a impressão das palavras transmitidas mudou. Pode ser enganoso para quem lê esta frase pela primeira vez. Se você olhar apenas para essa parte, parece falso. Felicidade de novo? Se você analisar, parece significar felicidade suprema (coração satisfeito)⋯ Não, não é isso que quero dizer⋯ Pode acabar sendo assim, mas não dá esse tipo de impressão física e emocionalmente.

Colocar em palavras seria uma mentira. parece mentira. Pode-se dizer que é um estado que não pode ser expresso em palavras, mas o que é afinal? Eu não posso explicar isso.

Eu senti a sensação de dizer isso.

Tenho alguns pensamentos depois dessa experiência.

"O próprio ato de pensar era o mesmo que um sonho."

Se você estiver interessado na corrente ascendente (ascensão) depois de ler este texto e quiser experimentá-la, experimente como usar a energia do amor e da amizade.

Se isso funciona ou não para você é com você. Esperamos que você goste.

POLÍTICA DE RESGATE

Quando você começa a desfrutar da corrente de ar ascendente chamada Ascensão, você pode experimentar a corrente de ar ascendente ao redor do umbigo (Ascensão), a corrente de ar ascendente ao redor do coração (Ascensão), a corrente de ar ascendente ao redor da garganta (Ascensão) e a corrente de ar ascendente no crânio (Ascensão). Quando isso acontecer, você começará a experimentar as alegrias e tristezas que são exatamente o oposto das alegrias e felicidades que costumava ter.

Quanto mais você sobe, mais você sofre, os calafrios, os calafrios. Um estado de estar mentalmente encurralado a ponto de desistir da cura. Bem, medicamente, você começa a ter o tipo de sintomas que são diagnosticados como esquizofrenia ou depressão.

Você deve ter cuidado.

No meu caso, por acaso eu gostava de ler, e os livros que li me ajudaram. Gostaria de apresentar os resultados com minhas próprias palavras.

O estado de preocupação com o passado ou o futuro é chamado de divagação mental.

Como resultado de experimentar as correntes de ar ascendentes (ascensão) entrando no crânio, fui atacado por calafrios, medo e ansiedade, e caí em um estado mentalmente dirigido. Como resultado, percebi que estava perseguindo muito do que não podia ver. Mudei minha consciência para perseguir o que posso ver e comecei a viver minha vida normal.

Enquanto isso, vou escrever o que notei.

Até agora, quando minhas memórias do passado apareciam em imagens fragmentadas, eu as lembrava para sempre e me perguntava como seria naquela época. Percebi que tal repetição, um loop, era na verdade uma forma de perseguir algo invisível. "Voltarei a perseguir o mundo visível." Depois de declarar isso, voltando ao mundo visível, descobri que até agora havia sido atormentado por esse loop repetitivo. Percebi que memórias do passado são dados memorizados e fantasias infladas com imagens, ou seja, delírios.

Assim que entendi isso, percebi que minha imaginação, ou em outras palavras ilusões, do que eu faria se ganhasse o primeiro prêmio na loteria, era uma forma de busca excessiva de algo que eu não podia ver. Bem, isso nada mais é do que uma visão do futuro que eu gostaria que fosse assim, e no final, é como as fantasias e delírios de memórias passadas, e é uma figura que persegue demais as coisas invisíveis. Eu tive uma percepção.

Para ser honesto, isso também me fez sentir melhor, mas apenas mudando minha consciência para perseguir o que posso ver, posso mudar consideravelmente minha consciência. Estou começando a pensar.

De qualquer forma, acho que seria bom se eu pudesse adquirir o hábito de redefinir dizendo que quando eu começar a perseguir o invisível (passado e futuro), voltarei a perseguir o visível.

Mas caso você se sinta com calafrios, medos e inseguranças que não podem ser resolvidos voltando à sua busca pelo visível, aqui está o que você precisa saber.

isto.

O segredo do dedo anelar. método de relaxamento. É uma forma de relaxar o corpo.

Cada um dos cinco dedos da mão tem seu próprio uso e significado. Vou apresentá-lo ao citá-lo.

Yagyu Shinganryu

- Falando sobre os dedos da mão, existem três feixes de fibras musculares na mão.

O primeiro é o fluxo do polegar,
O segundo é o fluxo do dedo indicador e do dedo médio,
O terceiro é o fluxo do dedo anelar e do dedo mínimo.

~O significado de cada dedo~

- Polegar: Uma força forte, confie no polegar por último.

(Use apenas quando quiser transmitir poder)
- Dedo indicador: poder para estender
- Dedo médio: Diz-se que é o dedo de rotação. Girar a mão ao redor do dedo médio facilita a rotação.
- Dedo anelar: Apenas o dedo anelar possui nervos simpáticos e parassimpáticos. dedos sensíveis. O mais sensível.
- Dedo mindinho: As crianças unem a família: O poder dos cinco dedos é unido pelo dedo mindinho.

Citação: lutador de artes marciais Katsunori Kikuno
https://www.youtube.com/watch?v=8H6LtlSZ8Bw

Não sou um artista marcial, então não bato nas pessoas, mas estou interessado no significado dos dedos e como usá-los. Eu senti que poderia aplicá-lo a qualquer coisa, então comecei a pesquisar por conta própria. Vou apresentar o que aprendi nele.

No caso de artes marciais, etc., onde o soco é a premissa, acho que será uma forma de apertar o dedo mindinho e o dedo anelar com força.

forma de bater

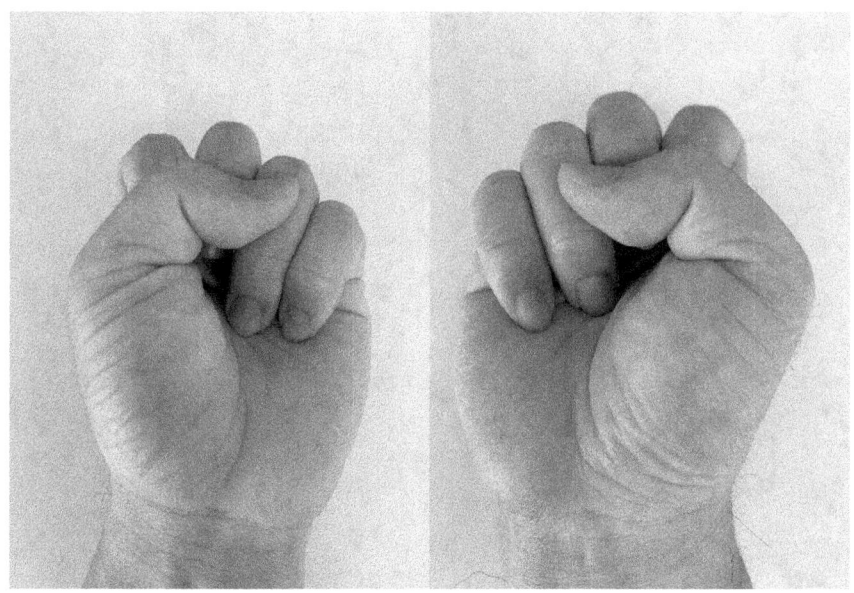

No entanto, isso inevitavelmente colocará muita força no dedo mindinho e no dedo anelar. Se você tentar enquanto caminha, será um pouco mais fácil, mas sinto que causará um pouco de tensão nos ombros. O resultado de melhorias repetidas. Eu inventei uma maneira de segurá-lo sem apertá-lo.

Um aperto solto sem aplicar força

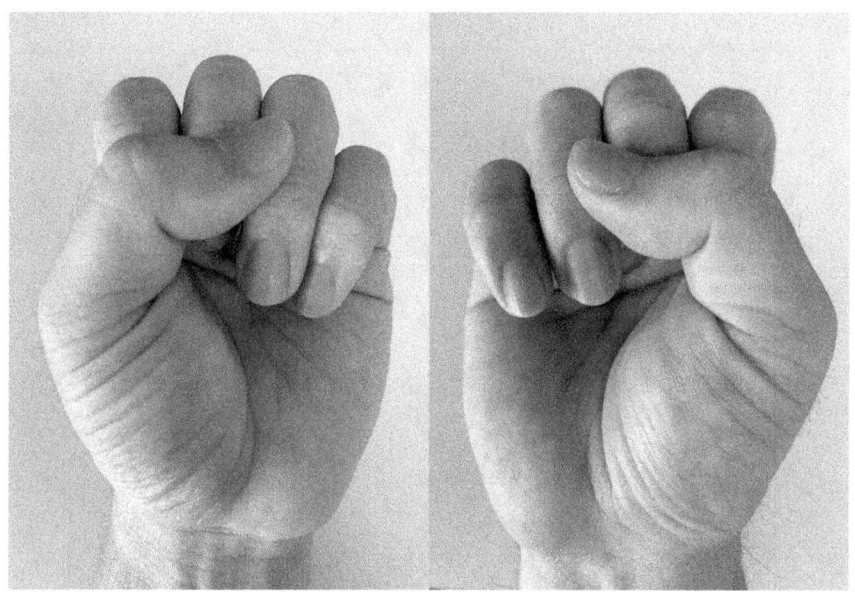

O importante é não forçar o polegar para não apertá-lo com a imagem de tocar levemente o dedo anelar.

A seguir, apresentarei como usar o dedo anelar que as pessoas comuns podem usar diariamente. Ele coloca a ponta do polegar na unha do dedo anelar para que toque levemente. Deixe como está, sem esforço. Então, a tensão em seus ombros desaparecerá e você sentirá a sensação de se esticar até os dedos dos pés.

O efeito é notável.

forma original de descoberta

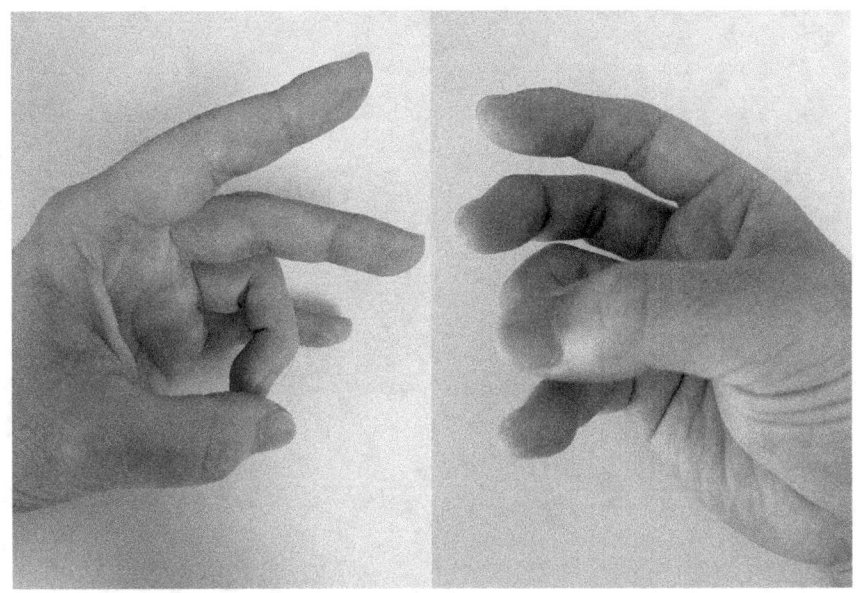

Foi o que aconteceu quando me acostumei. No entanto, a sensação de esticar até a ponta do dedo do pé está diminuindo.

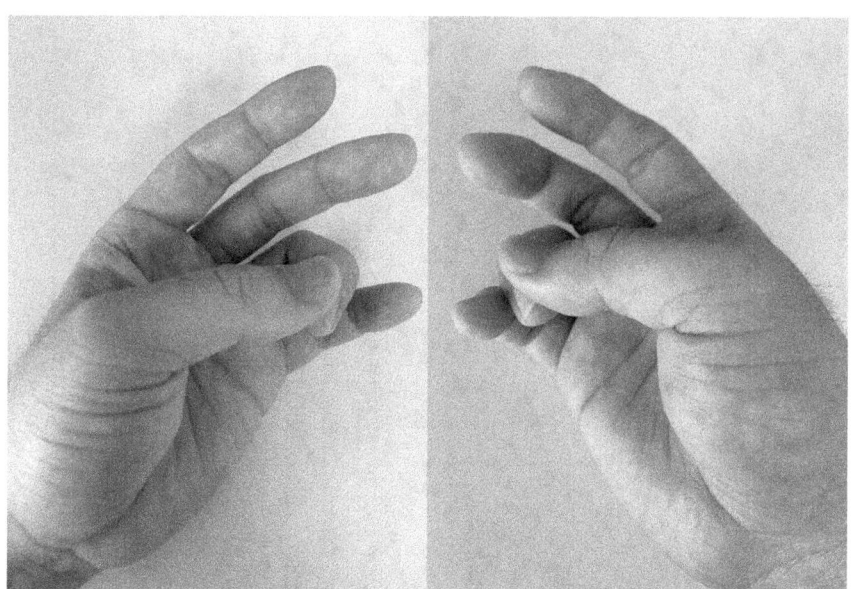

Sinto que acontece o oposto quando toco as pontas dos dedos em vez de tocar as unhas. Sinto que minhas mãos estão formigando, minhas mãos estão tremendo e sinto que estou em um estado de excitação. Você deve ter cuidado.

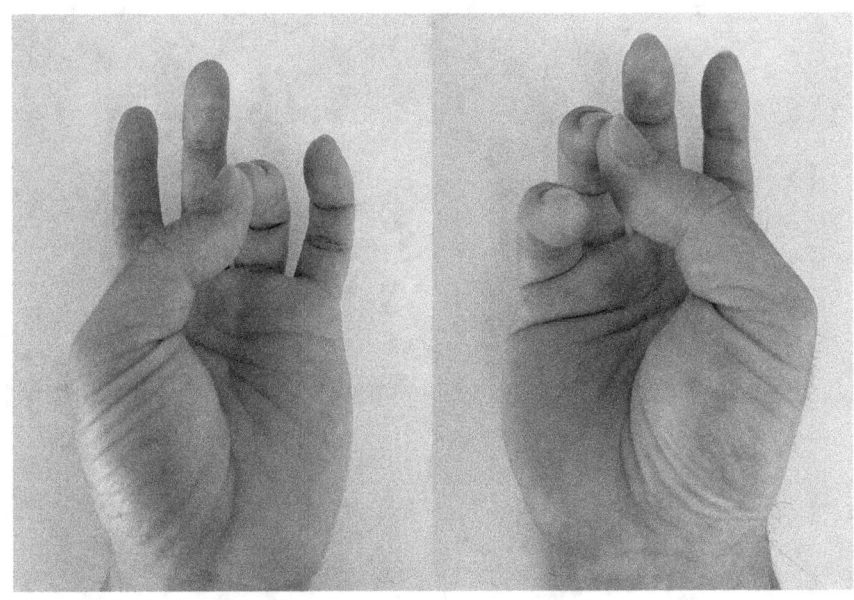

Se você colocar o polegar na unha e na pele do dedo anelar, naturalmente se tornará um sinal de paz. Senti como se meus ombros e pescoço estivessem sendo protegidos.

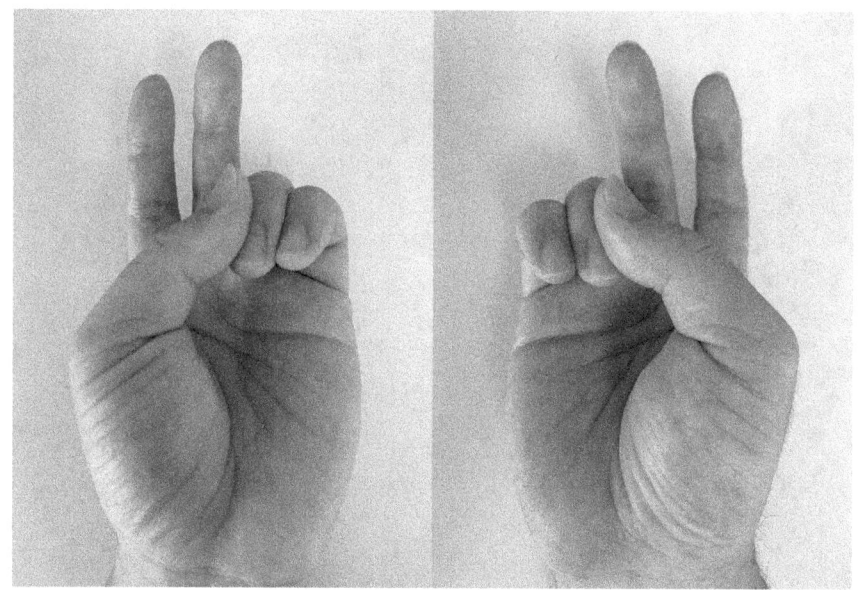

Toque levemente a ponta da palma do polegar na primeira articulação do dedo anelar para sentir o polegar tocando a articulação do dedo anelar. Em seguida, coloque levemente a palma do polegar para que toque a unha do dedo anelar. É uma diferença muito pequena, mas faz uma grande diferença.

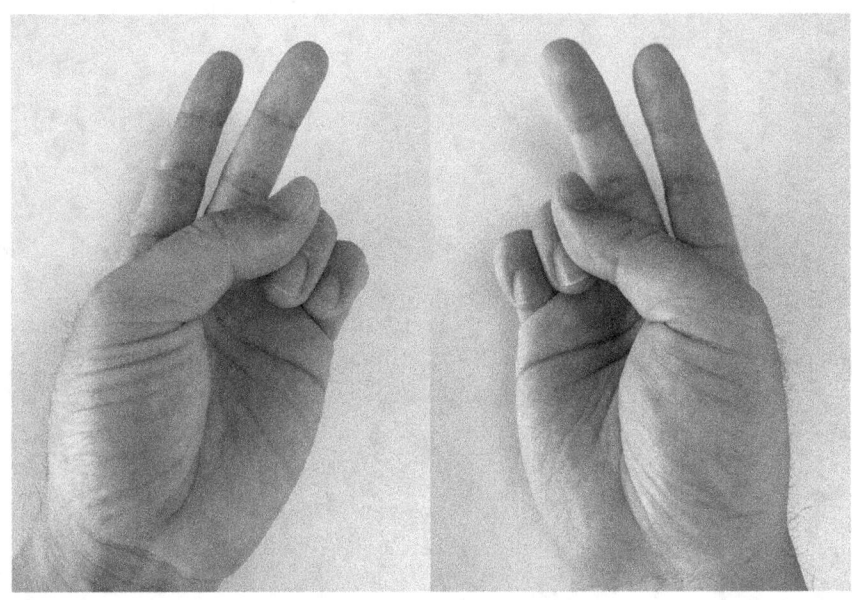

Estou tão impressionado com isso.

Quando toquei a parte de trás do meu dedo anelar com a palma do meu polegar, senti meu corpo inteiro relaxar e até minha mente parecia estável. Estou supondo que o sistema nervoso parassimpático está em um estado dominante. Além disso, talvez, eu levante a hipótese de que colocar a palma do polegar no lado da palma do dedo anelar faz com que o sistema nervoso simpático funcione em um estado dominante.

Se você deseja resultados imediatos, acho que este formulário é eficaz.

Gostaria de apresentar outro.

É uma maneira de dobrar apenas o dedo anelar um pouco. Só isso. Isso por si só é surpreendentemente eficaz. É um tipo que produz resultados lentamente, mesmo que não seja eficaz. Acho que seria bom incorporá-lo aos gestos casuais usuais.

Relaxe naturalmente.

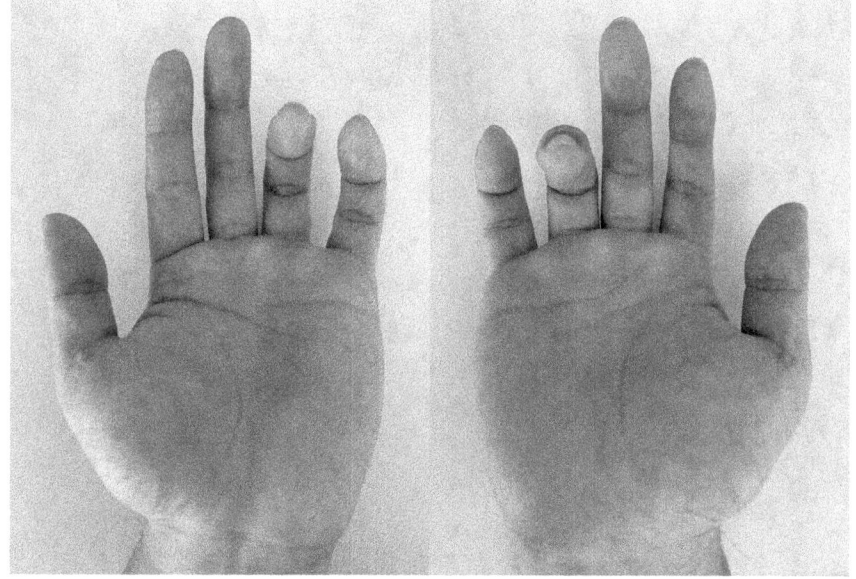

Este é o segredo do dedo anelar. método de relaxamento. É uma forma de relaxar o corpo. Por favor, tente lembrar quando você está realmente em apuros.

Mesmo assim, o prazer dos ensinamentos continuou. Recebi a revelação de uma enorme quantidade de informações, como a história de Kagome e a história de Enma. Estou com tanto medo que nem tenho vontade de ler as notas. Depois de experimentar a dor, a ansiedade e o medo, ainda não consigo ler essas notas.

O significado de Enma

Uma bela trajetória percorrida por coroas, rainhas, e aqueles agraciados com o fruto da vida. Enma, quando escrito em kanji, soa estranhamente assustador, mas seu verdadeiro significado é Enma (uma pessoa bonita que é excessivamente entusiasmada com uma coisa).

Eu agradeceria se você pudesse lê-lo com o significado do que eu disse.

O significado de Kagome

Kagome, se você escrever, serão os olhos da cesta, e se você disser sem rodeios, será um hexagrama. Significa uma imagem na qual um triângulo e um triângulo invertido se cruzam. Em termos simples, é um diagrama de luz.

Um close-up de uma estrela de seis pontas chamada Kagome.

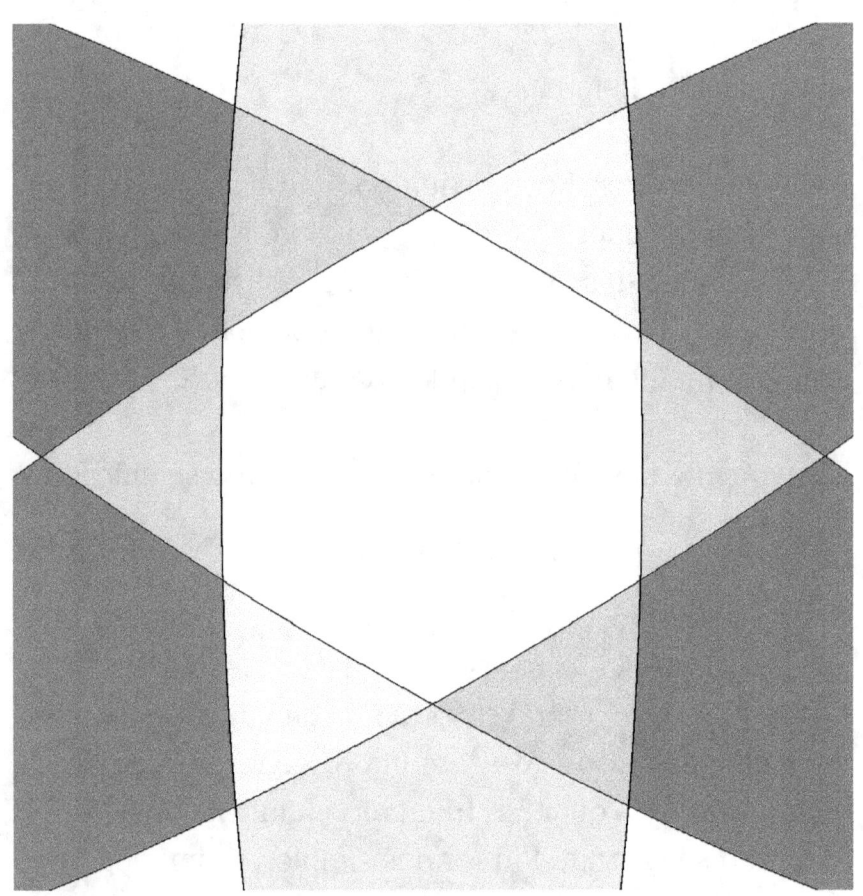

No entanto, também há esperança e, mesmo em um ambiente tão hostil, existe um mundo real que você pode sentir com seus sentidos. Se você fizer errado, sentirá calafrios, medo e ansiedade.

No entanto, se você não cometer um erro, você pode chamar isso de felicidade, ou paraíso, ou o sentimento de pensamento e mente coexistindo, ou o sentimento de coração e pensamento coexistindo. O corpo está solto e ainda assim se sente feliz. Senti como se estivesse desfrutando da alegria celestial.

quando você tem essa sensação. Compreendi que estava saboreando isso, isso, isso. Eu tenho ascendido dia após dia para conseguir isso. Sinto que estou me recuperando do estado mental fraco.

Mas é aqui que as coisas se tornam importantes. Não sei a razão, mas como resultado de continuar a corrente ascendente, passarei para um estado que pode ser considerado um vício da corrente ascendente (ascensão).

Quando isso acontecer, independentemente da sua vontade, a corrente ascendente (ascensão) ocorrerá em rápida sucessão, e será louca independentemente do dia ou da noite. Quando isso aconteceu, decidi que não daria conta sozinha e comecei a contar com o hospital.

Mas tome cuidado com isso. Os médicos são pessoas que nunca tiveram uma experiência de ascensão. Não importa o quanto eu descreva meus sintomas, eles só pensam em mim como um cara louco. Seu médico pedirá que você se concentre na terapia medicamentosa. Eu pensei sobre isso.

Pergunte a si mesmo.

Você é descritivo o suficiente para tornar a Ascensão compreensível para os outros? Minha resposta foi NÃO. Portanto, mesmo que você confie no médico, a resposta não será derivada. Não há outra maneira de interagir pacientemente com seu próprio corpo e construir um método de enfrentamento.

No entanto, nos tempos modernos, você pode aprender a lidar com isso através de livros. Contramedidas são possíveis. À medida que melhoro um pouco, verifico se aquele método está correto ou não, e quando faço uma distinção entre o que deve ser feito e o que não deve ser feito, a resposta vai surgindo aos poucos.

No meu caso, felizmente, fui abençoado com livros e, felizmente, pude verificar meu padrão de vida, padrão de pensamento e padrão de comportamento. Uma vez que consegui fazer isso, consegui reduzir gradualmente a dor, os calafrios, o medo e a ansiedade que havia experimentado até então e recuperei a compostura.

E eu aprendi alguma coisa. Aparentemente, se apenas um lado for levantado, o sofrimento será causado pelo julgamento de Enma (coroa, feijão), e calafrios, medo e ansiedade virão à tona e experimentarão o sofrimento.

Não sei por que, mas se eu levantar os dois lados em vez de apenas um, parece que posso desfrutar da felicidade e do paraíso supremos.

No entanto, quando avalio admitindo que ainda preciso verificá-la, paraíso e inferno são dois lados da mesma moeda. E dependendo do padrão de pensamento, padrão de comportamento e padrão de vida dessa pessoa, é possível ir para o céu ou para o inferno.

Vou explicar o padrão de pensamento que estou recebendo agora. Se você começar a perseguir algo invisível, deve ser o primeiro a perceber e declarar a si mesmo: "Voltarei a perseguir algo visível".

Isso permite que você escape das fantasias e ilusões associadas às memórias passadas. Também permite romper com as fantasias e ilusões do futuro oposto inexistente.

Isso é apenas uma hipótese, mas acredito que poderemos desfrutar 100% do paraíso desfrutando da bem-aventurança como ele é, sem imaginar estranhas fantasias ou delírios. Talvez sejamos projetados para experimentar sofrimento, calafrios e calafrios, medo e ansiedade quando cruzamos essa linha.

Por enquanto, entendi um pouco sobre isso, então vou relatar e explicar.

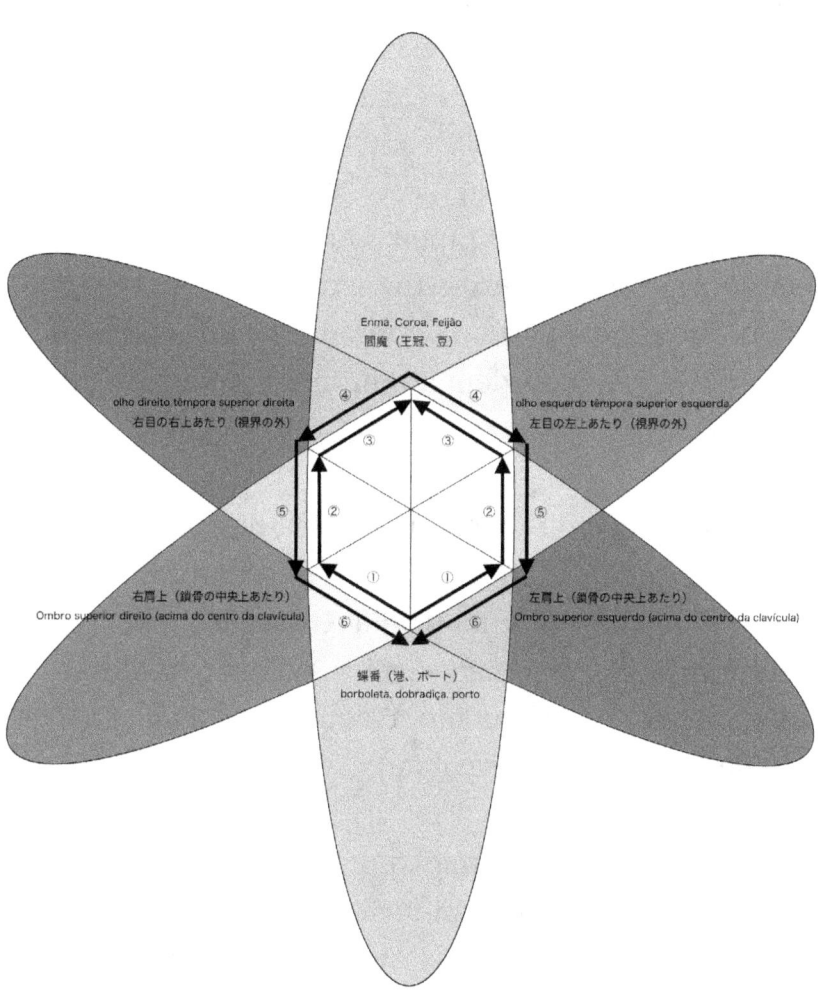

A parte "dobradiça" (a parte escrita como porto) é o ponto de partida. Então, eles seguem as rotas esquerda e direita ao mesmo tempo e seguem para o destino chamado parte Enma (coroa, feijão) (1, 2, 3 em notação numérica são seguidos ao mesmo tempo à esquerda e à direita em ordem) .

Isso move intencionalmente a energia do coração para a energia da cabeça. E quando você chega ao topo, você espera o julgamento de Enma. Quando Enma tomar uma decisão, siga as rotas esquerda e direita ao mesmo tempo e retorne à parte da dobradiça (porto) (siga os números 4, 5, 6 na ordem ao mesmo tempo à esquerda e à direita).

Isso faz com que a energia da cabeça desça intencionalmente para a energia do coração. Então você experimentará a suprema bem-aventurança e bem-aventurança. Se você não seguir esse método, ele se transformará em sofrimento (calafrios, medo, ansiedade), então tome cuidado.

Ah, sim, a parte da dobradiça (porto). onde é essa posição? Esta é a minha opinião subjetiva. Se você escrever como está, pode ser tomado como o centro do coração. Acho que tendemos a pensar nisso como o coração de um órgão do corpo.

No entanto, no meu sentido, a posição é um pouco mais alta.

Como o sentimento que sinto com meus sentidos é como uma borboleta, expresso-o como uma dobradiça.

Em termos de órgãos do corpo, acredito que seja o timo localizado acima do coração.

Há algo interessante sobre isso que você não pode ver com seus olhos.

Além disso, a parte Enma (coroa, feijão). onde é essa posição? Essa também é minha opinião subjetiva. Também usei a palavra "feijão" porque pensei que a palavra "coroa" poderia evocar a imagem da ampla área do crânio com sutura sagital conectando os ossos parietais do crânio.

Os feijões continuam a subir (ascensão) e aparecem no final de seu sofrimento. As palavras não podem explicá-lo, então, em termos médicos, a sutura entre o osso frontal e os ossos parietais esquerdo e direito no crânio é chamada de sutura coronal.

O ponto onde a sutura coronal e a sutura sagital se cruzam será referido como a posição do "feijão" ou a posição de Enma (coroa, feijão).

Isso também é semelhante ao timo, e o interessante é que não pode ser visto a olho nu.

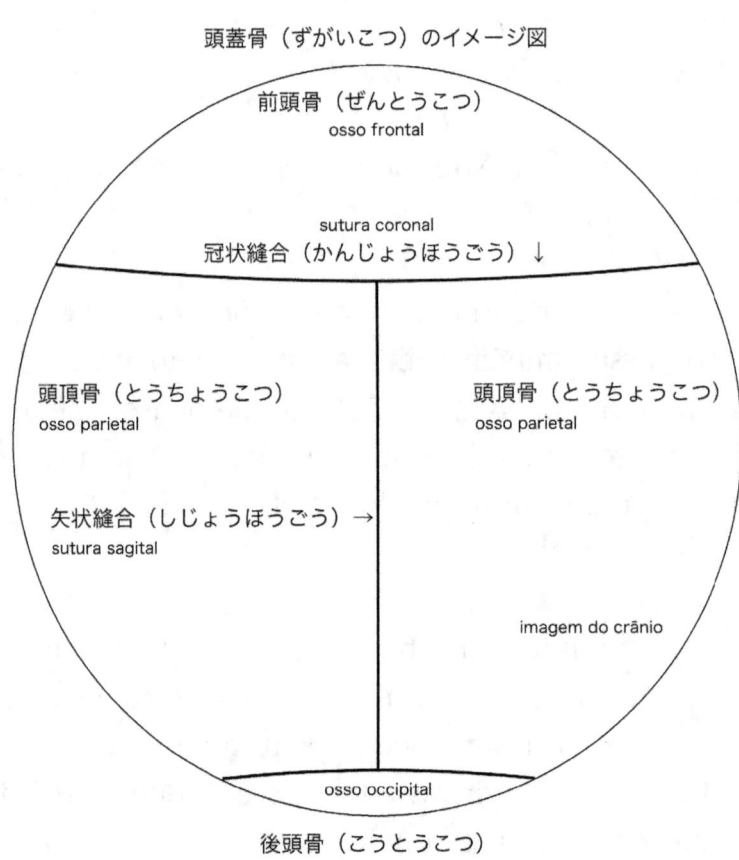

A razão pela qual é chamado de Enma é que o ato de esperar pelo julgamento da existência da coroa e dos feijões se assemelha muito à imagem de Enma que aparece em Journey to the West e Dragon Ball.

Lembrei-me dessas histórias pela forma como a energia vital sobe em ordem da dobradiça (timo) em uma fileira, e achei muito semelhante.

Além disso, essa forma de chamar é uma subjetividade pessoal, e acho que pode ser chamada por outro nome. Quer você chame o topo de sua cabeça de "O Juízo Final" ou o centro de seu peito de "Arca" saindo do porto, acho que você pode chamar de qualquer coisa.

O importante é deixar a energia do timo (dobradiça, porto) subir tanto da esquerda quanto da direita, e aguardar o julgamento do topo da cabeça (Enma, coroa, feijão). Uma vez tomada a decisão, deixe a energia descer tanto para a esquerda quanto para a direita, retornando-a ao timo inicial (dobradiça, porto).

Acho que é seguro chamar isso de Portland ou Utopia. Além disso, acho que não decidir sobre um nome dará glória às gerações posteriores.

Porque estou pensando nisso, estou na forma de perseguir algo invisível. Se você perceber isso, agora é a hora de voltar a perseguir o que você pode ver. Farei uma declaração enquanto escrevo esta frase.

Com este método, até agora, posso dizer que é a felicidade suprema sem problemas. Por enquanto, me sinto segura.

Por que você decidiu publicar este artigo? Uma pessoa que aprendeu e praticou a cura, como a cura com cristais, que promove a ascensão diariamente, e que realmente experimentou a ascensão e está sofrendo de uma situação dependente da ascensão. Se há pessoas que estão fazendo isso, pensei que se poderia ser uma das soluções e remédios para aquela pessoa, ela não teria que sofrer como eu, então resolvi tornar público.

Além disso, em vez de expressá-lo como uma corrente ascendente (ascensão), às vezes é chamado de ascensão da Kundalini no mundo do yoga. Portanto, é minha sincera esperança que possa ser uma solução ou um remédio para aqueles que estão com problemas com a síndrome de Kundalini.

Além disso, se você estiver interessado na corrente ascendente (ascensão) nesta ocasião, darei alguns conselhos. Normalmente, aqueles que são explicados sobre correntes de ar ascendentes (ascensão) são solicitados alegando que podem obter prazer. Ou você pode ser convidado a experimentar a felicidade.

Mas tenha cuidado. Em troca desse prazer, o melhor inferno também é preparado. Para ser honesto, não me sinto confortável em recomendar o método de ascensão para as pessoas porque pode ser um retrato da vida e da morte.

Pela minha experiência, não recomendo.

Portanto, se você praticar maneiras que promovam a ascensão, sentirá calafrios, calafrios, medo e ansiedade, e será convidado a uma perspectiva de vida ou morte. Se você quiser saborear a felicidade suprema, mesmo que prove o inferno, tudo bem, mas se não quiser, é melhor nunca se envolver.

Aqui está o meu conselho.

Além disso, se você ainda quiser experimentar a corrente de ar ascendente (ascensão), afirmaremos aqui que você está preparado para experimentar o inferno e que toda a responsabilidade é sua.

Além disso, não garantimos nenhum dano ao corpo do cliente após isso. Pedimos que você prossiga a seu próprio critério e por sua conta e risco.

Desta vez, apresentarei o método de ascensão, mas eu, "Sr. Takashi 2baki", não assumo qualquer responsabilidade por todo e qualquer fenômeno causado pelo método que apresento. Por favor, faça isso por sua conta e risco.

Por favor, prossiga somente se você concordar com isso.

PREFÁCIO

*Atenção: Quando a corrente de ar ascendente (ascensão) atinge o interior do crânio, torna-se um estado mentalmente fraco. Você não saberá se está acordado ou dormindo, e experimentará um estado de meditação mesmo que não medite.

Além disso, se você cometeu um erro em como ascender, ou se está fazendo algo que não deveria ser feito (padrão de pensamento, padrão de ação, padrão de vida, etc.), especialmente se for sua primeira experiência, você pode sentir calafrios. ou Será fácil criar calafrios, medo e ansiedade por conta própria.

É possível que seu corpo se torne sensível e sensível, reagindo até mesmo a coisas triviais, e que sua mente e corpo fiquem facilmente desequilibrados. Cuidados especiais devem ser tomados nesta situação.

HISTÓRIA PRINCIPAL

A partir daqui, apresentaremos como curar para avançar suavemente a corrente de ar ascendente (ascensão). Recomendamos que você prossiga devagar, sem pressa. Na verdade, levará muitos anos para os clientes chegarem à história da Enma. Do meu ponto de vista, faz exatamente 2 anos e 10 meses desde que comecei a me curar. Portanto, é bom pensar que levará três anos.

Também levará vários meses para que as primeiras correntes ascendentes (ascensão) ocorram.

Para mim, levou de três a seis meses. Por isso, recomendo que você continue.

Além disso, existem três poderes que são necessários neste momento. É a imaginação que experimenta voluntariamente as sensações de ver, ouvir e sentir sem resistir. A capacidade de observar e observar o que está acontecendo neste corpo. É uma paixão que pode ser chamada de entusiasmo extraordinário que pode continuar curando. Se você tiver essas três coisas, certamente chegará lá.

Depois que a corrente de ar ascendente (ascensão) começar a ocorrer, acho que o fenômeno fará seu coração palpitar. Vai ser um momento muito novo e divertido, então, por favor, aproveitem muito.

Agora, deixe-me ensinar-lhe o básico da cura.

Desta vez, vou apresentar e dar-lhe o texto original que recebi a instrução.

CURA DE CRISTAL

Um proponente da cura por cristais disse:

Por favor, escolha o cristal (pedra) pelo qual você se sente atraído. Respire fundo. Fecho os olhos e trago a pedra para o meu coração. Coloque as duas mãos em seu coração.

Ao inspirar, dê as boas-vindas à presença da pedra em seu coração dizendo: "Entre". Ao expirar, dou o amor e a amizade que tenho em relação a este ser de pedra dizendo: "Por favor, tome-a".

Então, depois de algumas respirações, faça a comunicação que você acabou de fazer. À medida que você o repete várias vezes, gradualmente sentirá que a energia está circulando, portanto, até então, respire e transmita seus sentimentos.

Assim, é igualmente importante acolher a existência da pedra, e é muito importante oferecer o sentimento de amor e gratidão à pedra.

A razão pela qual é importante é que esse sentimento de amor e gratidão é o que nutre a pedra. receber nutrientes. Sentimentos de amor e gratidão também são muito benéficos para o planeta. Ele lhe dará nutrientes.

Quando você interage com esse sentimento, a energia aumenta gradualmente. Então, o feedback do outro lado é adicionado a cada vez e cresce a cada vez.

E à medida que circula e cresce, espirala e forma um dos padrões para a Ascensão. Em breve você vai meditar com este ser de pedra. E farei isso para conhecer e sentir essa existência.

Então, como antes, enquanto respira, transmita seus sentimentos, receba e dê energia a cada vez, e enquanto estiver fazendo isso com o coração, a presença da pedra gradualmente entrará em seu coração. Há coisas que mostram a imagem em seu coração, então, por favor, experimente.

Então, quando você vir a imagem da existência da pedra em seu coração, faça uma pergunta. "Qual é a sua natureza e o que posso co-criar com você?"

Então, a resposta da existência da pedra naquele momento pode nos mostrar algo. A presença da pedra pode revelar algo. Pode nos enviar algum tipo de imagem na forma da existência inerente à pedra, a figura da própria pessoa. Em outras palavras, se você disser "Por favor", o cenário mudará gradualmente e você poderá ser levado a vários lugares em sua jornada.

E quando você tem uma imagem, ou cura, ou se sentindo assim, não deixe esse sentimento ir embora. Deixe-o crescer e ficar mais forte com o sentimento de "Por favor, mostre-me mais". E anote o que aconteceu.

Agora feche os olhos e prepare-se. Em seguida, concentre-se em sua respiração e coloque a pedra ao redor de seu coração. Respire fundo e comece a trabalhar.

Termine sua meditação agradecendo aos seres de pedra. Quando você terminar de agradecer, por favor, prepare-se lentamente e volte aqui.

Quando terminar, é uma boa ideia fazer anotações antes de esquecer. Meu livro é feito a partir deste memorando.

Existe alguém que teve um bom sentimento em seu coração com esta experiência?

A sensação boa que você está sentindo neste coração é aquela sensação de que seu eu profundo, seu eu profundo, está em movimento.

E a próxima cura é especialmente importante.

Você passará pelo processo de encontrar seu eu profundo.

COMO CONHECER SEU EU PROFUNDO

Um proponente da cura por cristais disse:

Veja a imagem de uma caverna se abrindo no meio do seu peito, no seu coração. Ele começará a descer da boca da caverna. Continue descendo e descendo até chegar ao fundo.

E quando você chegar ao fundo, olhe ao redor. Há um pouco de luz. Se você olhar de perto, você pode ver a porta. Seu nome está escrito na porta. Bata na porta quando encontrar. Abra a porta e entre.

alguém está parado lá. Seu eu interior profundo. Ofereça seu amor e amizade quando encontrar esse ser. E diga obrigado por abrir a porta no fundo do seu coração.

E questione esse eu profundo. O que você quer que eu diga. E o que posso fazer a respeito? Ouça o seu eu profundo.

Aconteça o que acontecer depois disso, deixe acontecer sem resistência.

E volte por onde veio. Volte para o meio do seu peito, para o seu coração. e faça uma pausa.

Agora traga a pedra para o seu coração e prepare-se para a cura do cristal. Você desce do coração para a caverna, a caverna descendente, para encontrar o eu mais profundo nas profundezas do seu coração.

Agora deixe a cura do cristal começar.

Quando terminar, limpe sua mente e volte aqui.

Você desceu da caverna e encontrou seu eu profundo? Acredito que esta é a cura mais importante que posso fazer. Ao fazer isso, o eu profundo virá à tona e poderá viver com você.

Você pode sentir que você e seu eu profundo são, na verdade, uma entidade. Quando você tiver esse quadro completo, será capaz de viver com seu eu profundo em sua vida diária.

Você precisa se fundir com seu eu mais profundo e se tornar um. Na maioria das vezes, o que acontece é que, uma vez que você se conecta com seu eu profundo, você coloca as mãos nele.

Mas às vezes você o perde de vista. E o eu profundo voltará. Esse tipo de coisa acontece.

Se você perder de vista seu eu profundo, volte para a caverna e encontre seu eu profundo novamente.

A seguir, apresentarei a cura que costumo fazer. Esta é a versão de Crystal Healing introduzida anteriormente sem cristais. Nos últimos dois anos, tenho feito ascensão principalmente para esta cura.

USANDO A ENERGIA DO AMOR E DA AMIZADE

Coloque as mãos uma sobre a outra no meio do peito, ao redor do centro do coração.

Expire. Quando você tiver expirado completamente, inspire rapidamente e expire lentamente enquanto se comunica com o ser interior dentro de você.

Eu direi ao ser interior que é inerente ao eu.
Eu te dou amor e amizade.
eu te amo
eu sou amigo de você

Repita isso com cada respiração. Se você tiver tempo agora, vamos meditar como é.

* O tempo de meditação é gratuito. Eu gostaria que você fosse tão confortável quanto você quiser.

Algum de vocês pode sentir a energia do amor e da amizade que emana do seu coração? Ou pode nos mostrar algo de várias formas, como imagens e visões, sons e música, vídeos e histórias.

Se você se sente assim, não se segure e vá em frente e experimente como se quisesse ver mais. Esta é a prova de que o ser interior que é inerente ao eu está começando a se mover.

Além disso, anote o que acontece quando você usa a energia do amor e da amizade antes de esquecê-la.

Meu livro é feito a partir deste memorando.

Isso conclui a introdução à cura. Como apresentei anteriormente, tive uma experiência de ascensão continuando a cura com cristais por cerca de meio ano. Para descrever a ascensão em palavras, pode-se dizer que a corrente ascendente ocorreu em um nível que pode ser sentido no corpo.

E como resultado de continuar por 2 anos e 10 meses sem me cansar, consegui chegar ao fenômeno apresentado no início deste livro. Gostaria de expressar minha sincera gratidão àqueles que me ensinaram a cura com cristais.

Além disso, gostaria de concluir a parte principal introduzindo um método de respiração como contramedida no caso de uma corrente ascendente (ascensão) não ocorrer mesmo depois de continuar essa cura por meio ano.

Este método de respiração é uma experiência estranha que aconteceu comigo cerca de 10 anos atrás quando eu estava praticando um método de respiração que eu li em um livro quando eu nem sabia a palavra para corrente ascendente (ascensão).

Esta é a informação que eu acho que pode estar relacionada à corrente de ar ascendente (ascensão) depois disso. Isso não significa necessariamente que você não pode subir sem fazer esta técnica de respiração. Eu gostaria de oferecê-lo e entregá-lo àqueles que tentaram a cura descrita acima por meio ano e nada aconteceu.

MÉTODO DE RESPIRAÇÃO

Se bem me lembro, isso foi no início dos meus 30 anos, cerca de 8 a 10 anos atrás, então não me lembro exatamente.

Naquela época, eu estava lendo livros de ioga e autoajuda e coisas assim. Existem vários livros que parecem mudar sua condição física pela respiração, e um deles tem um método de respiração que se concentra na expiração pelo maior tempo possível. Eu apenas pratiquei a expiração o maior tempo possível.

Certamente, o método era abrir a boca pela metade, tocar a língua no maxilar superior, expirar pouco a pouco e aumentar gradualmente o tempo de expiração.

No início, exalei por 4 segundos repetidamente, depois mudei para 8 segundos, se possível, e continuei com 10 segundos, 15 segundos, 30 segundos e consegui expirar mais até cerca de 60 segundos. E quando eu estava fazendo algo desafiador para ver quantas vezes eu poderia repetir isso, houve um momento em que fiquei surpreso e ri com a exalação divertida e a inalação de repente acontecendo ao mesmo tempo.

Acho que não consigo fazer isso agora, mas me lembro de ter ficado surpreso na época. Lembro-me que, naquela época, senti uma sensação agradável sob o umbigo.

Pensando nisso agora, estou começando a pensar que talvez tenha desempenhado um papel na experiência da corrente ascendente (ascensão) que se seguiria.

Não há base científica para isso, mas fornecerei informações apenas no caso.

Com isso, gostaria de concluir este volume. Muito obrigado por ler. Eu rezo do fundo do meu coração para que um dia brilhante chegue até você. Vejo você em breve.

LISTA DE LITERATURA

Para se tornar um coração obediente (Autor) Konosuke Matsushita

Pensando em Humanos (Autor) Konosuke Matsushita

Perguntei a um médico psicossomático que tem taxa de recorrência zero após retornar ao trabalho: "Como curar a depressão sem depender de drogas" Satoshi Kamehiro (Autor) Tatsuya Natsukawa (Autor)

O lutador de artes marciais Katsunori Kikuno, que Tsuyo DOJOy
 https://www.youtube.com/watch?v=8H6LtlSZ8Bw

Bom som é feito com boa postura e boa respiração (Autor) Shoji Mamada

Agradecimentos Especiais: Robert Simmons

SOBRE O AUTOR

Nascido no Japão em 1981 DC e chamado Takashi 2baki. Ao se formar no ensino médio, mudou-se para Tóquio para se tornar engenheiro elétrico. Acordei para programar no caminho e mudei para programador e mudei de emprego para uma empresa de TI. No momento em que a Internet se tornar completamente popular, vou me mudar para minha cidade natal e mudar de emprego para uma empresa local. Ao mudar de emprego repetidamente, me deparei com a visão de fazer o que amo como trabalho e, em vista do ambiente de negócios da Internet, que estava se desenvolvendo rapidamente, decidi me tornar um músico auto-produzido. No entanto, ele não obteve os resultados esperados e a tendência mudou, então ele decidiu transformar sua pedra natural favorita em um negócio e iniciou uma loja de pedra natural como Plano B. Nesse meio tempo, a sorte apareceu e eu tive a oportunidade de conhecer uma pessoa que estava transmitindo a cura pelos cristais e foi ensinada diretamente sobre a cura pelos cristais. Desde então, tenho trabalhado na escrita.

Mr. Takashi 2baki

https://note.com/mr_takashi_2baki/

SERVIÇO

Mesmo se você simplesmente aumentar os dois, existem várias maneiras de aumentar. No meu caso, a forma como subo está mudando dia a dia de acordo com os sons dos insetos em meu coração, meus guias espirituais, minha voz interior, a voz do ser que existe dentro de mim e minha orientação interior. Com base nisso, apresentarei um padrão crescente que parece ser bom.

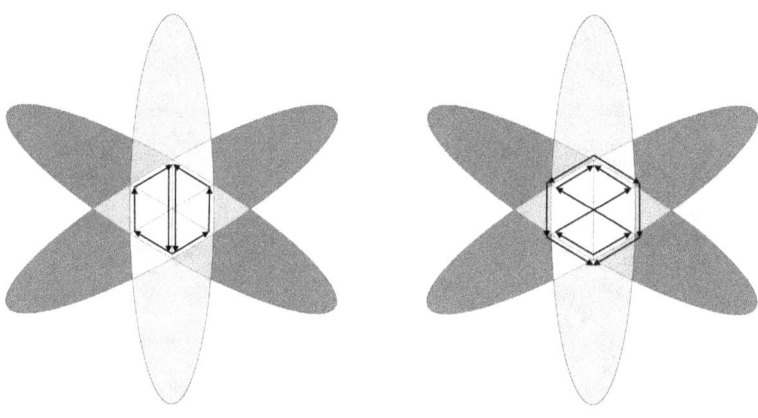

Também apresentaremos como subir quando você tiver uma boa experiência.

Espero que seja útil como material de referência.

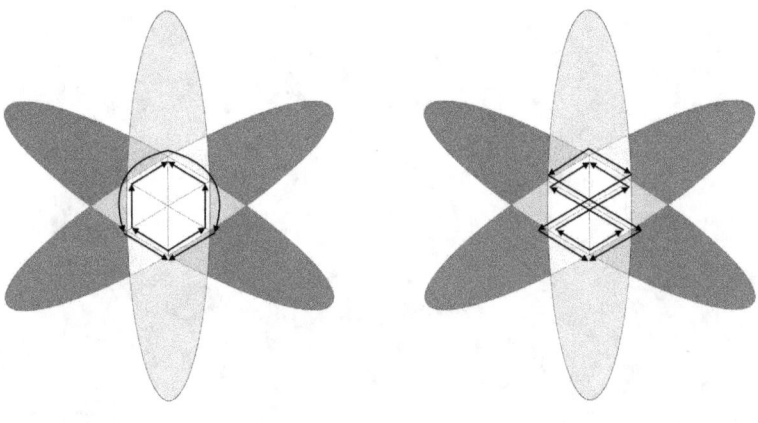

Pintura do pintor Takashi 2baki (1) [Estrada da Energia]

Reuni uma imagem simplificada do que aconteceu em meados de maio de 2022 durante a transição para a experiência do despertar. Os detalhes mais sutis serão mantidos em sigilo. Motivo do sigilo. Isso ocorre porque detalhes como nomes e ordens podem mudar dependendo da pessoa e do caminho da energia. O método de escalada provavelmente mudará, e acho que a aparência e a sensação mudarão dependendo da pessoa. Além disso, se você especificar ou divulgar seu nome, etc., o cliente será influenciado por esse nome e poderá interferir em sua própria experiência. Para minimizar o impacto, detalhes detalhados como nomes, designações e apelidos serão mantidos em sigilo. Eu apreciaria se você pudesse ver isso na medida em que algo assim aconteceu enquanto estava sendo conduzido à experiência do despertar.

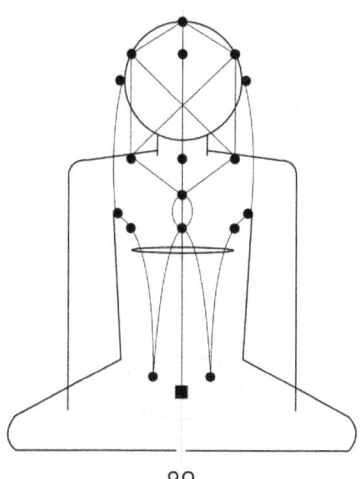

Pintura do pintor Takashi 2baki (2) [Lua, Sol e Minha Luz]

Em meio ao sofrimento infernal, no fluxo de correr para a experiência do despertar, após a manifestação do hexagrama, houve uma manifestação de palavras, e este é um desenho de imagem baseado nessas palavras. Espero que você possa apreciar as pinturas sem pensar no significado profundo.

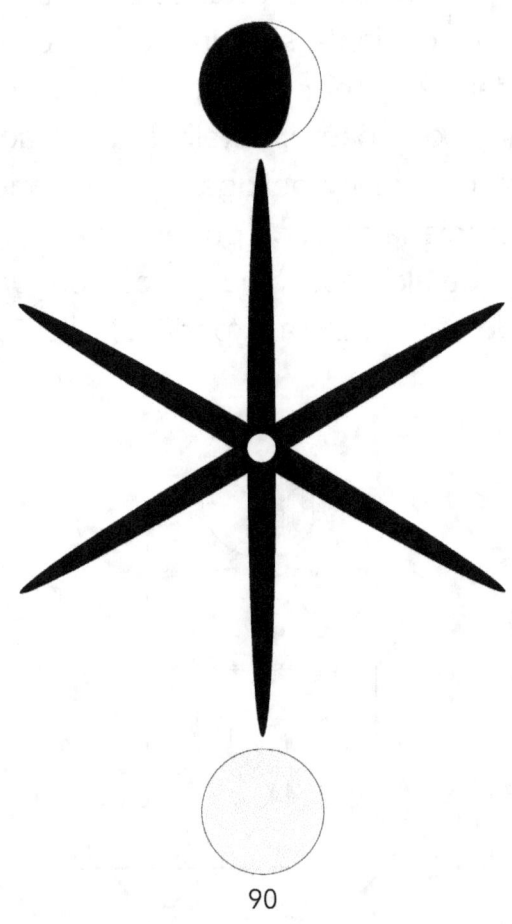

Como usar o pêndulo

Um proponente da cura por cristais respondeu: Como usar o pêndulo. Eu sempre pergunto ao meu eu profundo sobre os movimentos. Tente perguntar algo como "Mostre-me o movimento 'SIM'". Vamos ver como ele se move em qual direção. E em que direção e como o "NÃO" se move? Eu pergunto ao meu eu profundo. Então, acho que vai aparecer a diferença entre "SIM" e "NÃO". E a maneira como eles se movem é diferente para cada pessoa.

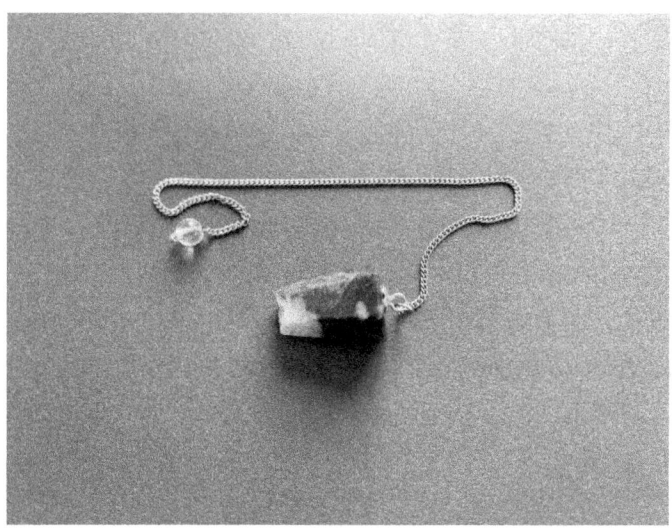

As três cores primárias da luz, as três cores primárias da cor e o signo da luz.

Quando eu estava estudando a luz visível na teoria quântica, me perguntei por que não há branco e preto, e cheguei às três cores primárias da luz: quando verde, azul e vermelho são misturados, eles se tornam brancos. Isso é o que eu aprendi.

Além disso, o preto é chamado de tríade de cores. Três cores em que cada cor que saiu das três cores primárias da luz foi misturada entre si. Cyan é uma mistura de verde e azul, magenta é uma mistura de azul e vermelho e amarelo é uma mistura de vermelho e verde. Você sabia que quando você mistura essas três cores, fica preto?

Quanto mais penso nisso, mais me pergunto por que é preto e branco. No entanto, acho que as cores são ondas, e me pergunto se o preto parece preto porque as ondas se cancelam e não emitem luz. Pelo contrário, eu me pergunto se o branco parece branco porque as ondas são perturbadas e emitem luz. É assim que eu interpreto.

ひかりのしるし
signo da luz

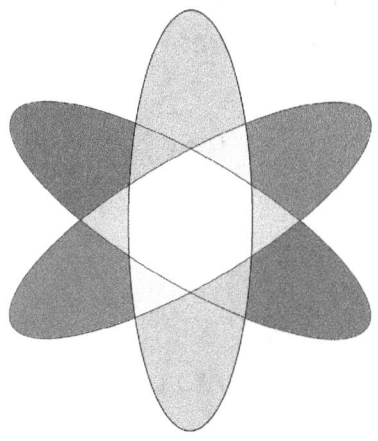

HIPÓTESE

Pensamentos após a experiência do Updraft e a experiência do Despertar

Suponho que todos têm uma existência interior dentro de si mesmos e que vivem suas vidas sem estar cientes dessa existência.

No entanto, a investigação interior permite que você veja com os olhos da mente o ser interior que está dentro de você.

Somente aqueles que se conscientizam dessa existência podem se conectar com ela, comunicar-se com ela, receber sua sabedoria, desfrutar de seus ensinamentos e saber que a consciência habita nessa existência.

E é possível compartilhar a identidade dessa existência (prova de existência) como um sonho. As pessoas têm essas qualidades.

No entanto, como o mundo real do mundo exterior passa ao acaso, os humanos estão bem equipados para lidar com isso. Como resultado, estou considerando se esqueci o mundo interior.

Não consigo deixar de pensar que talvez, na minha infância, esse mundo interior fosse o mundo natural.

No entanto, no processo de me tornar um adulto, eu esqueci disso antes que eu percebesse. Eu acho que existem tais fatos e realidade.

No entanto, os humanos que notaram isso experimentam uma corrente ascendente (ascensão) e são guiados para uma experiência de despertar.

Sabendo que é uma regra, escrevo como um memorando. boa sorte para você

Isso pode ser uma coisa natural, mas uma nota

Ao falar com alguém, olhe para o rosto dela ao falar.

Se você falar sem olhar para a outra pessoa, por algum motivo não vai dar certo.

Eu quero saber porque...

É porque se você não verificar a aparência da outra pessoa, você não pode combinar a conversa com a expressão da outra pessoa, e a conversa será unilateral? Ou é porque, como no espaço da Internet, a conversa se torna uma sequência de caracteres, e se torna uma troca no espaço cerebral sem expressões faciais, como uma conversa com pensamentos...

Eu realmente não sei porque

De qualquer forma, é melhor falar olhando para a outra pessoa. Pode haver várias razões, como porque você pode ver os sinais da outra pessoa, ou porque a conversa progride dependendo da outra pessoa, mas é melhor se concentrar na outra pessoa e falar observando a outra pessoa.

Isso funciona melhor.

choque de ideias

Os pensamentos colidem e, se você se mover com a cabeça, colidirá. Mas pense no que acontece quando você se move com sua mente.

Conclusão depois...

Preste atenção no gatilho.

Ele se move apenas quando o gatilho funciona, "eu gosto disso".

Este é o primeiro princípio de ação.

Fora isso, não consigo pensar em mais nada.

Não importa o que.

Então você pode usar o amor como um guia.

Conselhos sobre o amor próprio

Benefícios do amor próprio.

Somente quando você pode amar a si mesmo, você pode alcançar a "independência espiritual".

Amar a si mesmo significa nutrir seu corpo.

Você receberá nutrição de amor para seu corpo.

Não há nada mais confiável do que isso para o meu corpo.

Um sentimento saudável crescerá e um sentimento saudável será obtido. Você pode obter esses benefícios.

Dar amor e receber amor, tal ciclo,

Quando a circulação do amor nascer, este corpo estará em estado de alegria e você será verdadeiramente feliz.

Se você continuar fazendo isso, isso se tornará um guia para sua independência mental e o levará a subir.

Que seja seu guia.

Critérios de Pensamento

Quando seus pensamentos são negativos, você sente dor em seu coração.

Quando seus pensamentos são positivos, você sente conforto em seu coração.

Para dar um exemplo mais claro, quando você está apaixonado, todos vocês já tiveram a experiência de pensar na pessoa que amam tanto que seu coração está batendo e você não consegue nem ficar parado.

Acho que é a prova de que existe algo invisível no centro do peito, no centro do coração.

Além disso, quando você perceber isso, poderá voltar sua atenção para o centro de seu peito, seu coração. Eu naturalmente presto atenção ao estado do meu coração, para que eu possa julgar instantaneamente se meus pensamentos atuais são bons ou ruins, como se estou em um estado confortável.

Se você se sentir confortável, pode ir em frente e, se se sentir desconfortável, pode parar de pensar nisso.

Dito de outra forma, eles servem como indicadores para tais critérios de julgamento.

No meio do peito, no centro do coração, sinto a possibilidade de que a existência que é o cerne de uma pessoa esteja à espreita.

TIMO

No livro que li na biblioteca tinha uma informação que eu pensei, então vou citar.

É um livro médico.

No campo da neurofisiologia, que tem uma história curta e é difícil estabelecer uma teoria estabelecida, o Dr. David Horobin, do Instituto de Medicina Clínica de Montreal, disse que, para fazer o sistema imunológico funcionar sem problemas, uma substância semelhante a um hormônio chamada "prostaglandina E1" afirma ser de grande importância.

Horobin, um cientista formado em Oxford, também enfatiza que a dieta pode modular o sistema imunológico, particularmente as células T que combatem o câncer.

Sabe-se que a prostaglandina E1 é abundantemente armazenada no timo, onde as células T amadurecem.

Quando os camundongos não têm células T e têm células B hiperativas, eles eventualmente morrem de maneira semelhante aos camundongos com a doença autoimune lúpus eritematoso (LES).

Horobin, no entanto, descobriu que quando a prostaglandina E1 foi dada aos camundongos, as células T retornaram aos níveis normais e a atividade das células B normalizou, levando a uma vida mais longa.

[Referências] Poder de Cura Interior Nova Medicina Sobre a Mente e a Imunidade
(Autores) Stephen Locke + Douglas Corrigan
(Supervisão): Tojiro Ikemi (tradução) Akira Tanaka + Masaaki Hori + Tetsuaki Inoue + Yasuko Urao + Keiichi Ueno

Mesmo que você não entenda o significado da frase, você pode ver que há um lugar onde uma grande quantidade de importante "prostaglandina E1" é armazenada no centro do peito, o timo.

Eu estava pensando "Hmm" enquanto lia.
Além disso, no final do livro, diz:

É um fenômeno terapêutico fascinante que David McClelland apelidou de "Efeito Madre Teresa".

Madre Teresa é uma ganhadora do Prêmio Nobel da Paz que dedicou sua vida a ajudar os pobres de Calcutá. McClelland mostrou a seus alunos um filme comovente retratando o trabalho de Madre Teresa e ficou intrigado com as mudanças no sangue colhido antes e depois.

Depois de assistir ao filme, os níveis de imunoglobulina dos alunos aumentaram ligeiramente, sugerindo que seus sistemas imunológicos funcionaram melhor.

Mais tarde, ele confirmou esse "efeito Madre Teresa" de várias maneiras. Em vez de mostrar um filme, pedi aos alunos de pós-graduação que pensassem profundamente sobre duas coisas.

Em outras palavras, pedi-lhes que pensassem nas vezes em suas vidas em que foram profundamente amados por alguém e quando amaram alguém. Afinal, foi eficaz.

Na verdade, McClelland sabia disso por experiência há muito tempo e acreditava que funcionava.

Quando pego um resfriado, muitas vezes penso nas pessoas que amei e nas pessoas que me amaram. Houve duas ou três vezes em que superei meu resfriado apenas fazendo isso. Isso não significa que funcionará com certeza. Não importa o quanto eu tentasse, não funcionava, e houve uma época em que tive um forte resfriado. Mas ajuda.

A forte crença de McClelland no poder do amor tem grandes implicações para a medicina moderna que ele defende.

Esse precioso poder da psique humana, até agora negligenciado, é, segundo ele, a força motriz interna do fenômeno da cura.

Muitas coisas podem ser feitas mudando o ambiente hospitalar. McClelland disse uma vez em uma reunião de profissionais médicos:

Precisamos fazer do hospital um lugar onde as pessoas possam relaxar, um lugar onde a compaixão surja naturalmente, um lugar onde elas sejam libertadas da constante sensação de serem perseguidas por algo.

Em outras palavras, devemos criar um ambiente saudável. Médicos, enfermeiros e assistentes sociais podem fazê-lo se quiserem. Amar alguém é muito bom para a saúde tanto de quem dá amor quanto de quem recebe amor.

[Referências] Poder de Cura Interior Nova Medicina Sobre a Mente e a Imunidade (Autores) Stephen Locke + Douglas Corrigan (Supervisão): Tojiro Ikemi (tradução) Akira Tanaka + Masaaki Hori + Tetsuaki Inoue + Yasuko Urao + Keiichi Ueno

Ao ler isso, tive a ilusão de que o uso da energia do amor e da amizade estava comprovado.

Se pudermos confirmar que o timo é estimulado pela prática do uso da energia do amor e da amizade e ativa fortemente as células T, é medicamente comprovado que é eficaz na supressão do câncer. Pode-se dizer que foi feito.

Isso é o que eu inventei. Mas como posso eu, não um médico ou um cientista, confirmar isso… No momento, não encontrei uma resposta, então vou colocar em espera e seguir em frente.

células T

Na pesquisa do timo, me disseram que se as células T podem ser ativadas, a função imunológica pode ser melhorada e o câncer pode ser suprimido. Desta vez, continuamos a investigar o que são as células T. Mesmo que eu escreva com minhas próprias palavras, falta persuasão, então citarei o conteúdo do livro.

O mecanismo pelo qual o sistema imunológico ataca as células cancerosas está sendo gradualmente compreendido.

Uma é por células natural killer (NK). As células NK têm um instinto primitivo e, quando encontram algo que não é seu, imediatamente atacam e tentam eliminá-lo. Tem uma força letal muito poderosa. Existem muitos exemplos em que os cânceres encolheram drasticamente pela ativação das células NK.

As células NK são boas em agir de maneira semelhante à guerrilha, em vez de serem sistematicamente controladas.

Outra é a atividade imune sistemática centrada nas células T (células T auxiliares, células T assassinas, células T supressoras).

Uma vez que as células T são governadas por reações antígeno-receptor de células T que são muito semelhantes às reações antígeno-anticorpo, o processo de reconhecimento de antígenos é necessário. Mesmo que haja células cancerígenas por perto, as células T não as reconhecerão se não puderem reconhecê-las como antígenos.

São "macrófagos e células dendríticas" chamadas células apresentadoras de antígenos que informam as células T da presença de antígenos. As células apresentadoras de antígenos ingerem as células cancerígenas, as digerem e passam a informação para as células T auxiliares.

As células T auxiliares que recebem as informações liberam citocinas para fazer com que as células T assassinas que atacam as células cancerígenas produzam antígenos e os ativam para criar um sistema para eliminar as células cancerígenas.

[Referências] O dicionário médico definitivo para curar o câncer, desde a mais recente medicina moderna até terapias alternativas confiáveis.
Dicionário completo para combater o câncer
(Supervisor Geral) Ryoichi Obitsu

Eu estava pensando "Hmm" enquanto lia.

Fiquei impressionado com o fato de os humanos terem a capacidade de suprimir o câncer por meio de um mecanismo complexo.

Mesmo que você não entenda o conteúdo da história, seria bom se você pudesse entender de alguma forma que as células natural killer (NK) que se movem independentemente e as células T que se movem sistematicamente são responsáveis pela função imunológica do corpo.

Claro, eu li e entendi, mas vou escrevê-lo com o significado de uma resenha.

Vou explicar as células T que se movem sistematicamente. As células T assassinas são responsáveis por atacar as células cancerígenas. As células apresentadoras de antígenos (macrófagos e células dendríticas) descobrem o câncer, reconhecem o câncer, absorvem as células cancerígenas e transmitem a informação para as células T auxiliares. Além disso, as células T auxiliares liberam citocinas, apresentam antígenos às células T assassinas, ativam as células T assassinas, preparam-nas para o ataque e depois atacam as células cancerígenas.

Ao ler o livro, comecei a ver como as células do corpo humano trabalham juntas para apoiar o sistema imunológico humano.

tipos de células imunes

Eu gostaria de organizar os tipos de células imunes.

Até agora, escrevi que as células T são ativas na função imunológica. Mas eu não mencionei o que são as células T. Eu gostaria de detalhar essa parte aqui.

Imagino que existam muitas pessoas que se lembram de que o sangue humano é composto de glóbulos vermelhos, glóbulos brancos, plaquetas e plasma, um componente líquido, que aprenderam em ciências ou química quando eram estudantes. Esta é a história dos glóbulos brancos nele.

Os leucócitos incluem linfócitos, monócitos (macrófagos, células dendríticas) e granulócitos. Os linfócitos nele incluem linfócitos T, linfócitos B e células natural killer (NK). Entre os linfócitos T estão as células T assassinas e as células T auxiliares.

Se você leu até aqui, notará que as células T que discutimos até agora são chamadas de linfócitos T. Espero que você possa reconhecer que o que sai do timo é um linfócito T (célula T).

Células T auxiliares e citocinas

Vou citar a descrição das citocinas produzidas pelas células T auxiliares.

As citocinas são proteínas secretadas por cada célula, e como são chamadas de moléculas de comunicação intercelular, carregam diversas informações e desempenham o papel de ativar ou acalmar as células de acordo com a informação.

Sabemos que existem vários tipos de citocinas, dependendo de sua estrutura e ação. Interleucinas, interferons e fatores de necrose tumoral são citocinas bem conhecidas relacionadas a células cancerígenas e imunidade.

Quando as células cancerosas são encontradas, os macrófagos e as células dendríticas comem as células cancerosas e seus corpos mortos e, ao mesmo tempo, informam às células T que tipo de câncer se desenvolveu. Ao receber a informação, as células T são excitadas e ativadas. As células T auxiliares despertam as células T assassinas, que são a força de ataque, e atacam as células cancerígenas.

As citocinas mediam esta série de sistemas. IL-2, IL-12, etc. desempenham um papel na transmissão do estímulo. Costuma-se dizer um sistema muito denso de células imunes, e isso é possível graças às citocinas.

[Referências] O dicionário médico definitivo para curar o câncer, desde a mais recente medicina moderna até terapias alternativas confiáveis.
Dicionário completo para combater o câncer
(Supervisor Geral) Ryoichi Obitsu

Vou citar a descrição das células T auxiliares.

Os avanços na pesquisa imunológica revelaram muitos fatos interessantes. Uma delas é que existem "imunidade humoral" e "imunidade celular" na imunidade.

A imunidade humoral é a imunidade contra fungos e bactérias. Macrófagos e células dendríticas pegam fungos e bactérias e passam a informação para as células T auxiliares. Existem dois tipos de células T auxiliares, e as células T auxiliares do tipo 2 (Th2) são ativadas neste momento. Th2 secreta IL-4, IL-5, IL-10, etc. para estimular células B e outras.

A imunidade mediada por células é a imunidade contra células cancerígenas. "Macrófagos e células dendríticas" liberam IL-12, uma citocina que ativa as células T auxiliares do tipo 1 (Th1) após engolir as células cancerígenas. Th1 secreta IL-2 e interferon-γ (IFN-γ) para ativar células T assassinas e células NK.

A imunidade humoral e celular estão em delicado equilíbrio entre si. Verificou-se que existe uma relação entre as duas células, em que se uma estiver muito alta, a outra é suprimida.

Em outras palavras, para que a imunidade mediada por células, que ataca as células cancerosas, funcione suficientemente, a ação da imunidade humoral deve ser suprimida.

A imunidade tem sido descrita em termos de "aumento" e "diminuição" como um todo, sem distinção entre "humoral" e "celular". No entanto, após um estudo mais profundo, ficou claro que há um equilíbrio delicado.

Mesmo que a imunidade seja aprimorada, não faz sentido tratar o câncer a menos que a imunidade mediada por células seja aprimorada.

Para tanto, é necessário promover a produção de citocinas como IL-12 e IFN-γ.

[Referências] O dicionário médico definitivo para curar o câncer, desde a mais recente medicina moderna até terapias alternativas confiáveis.
Dicionário completo para combater o câncer
(Supervisor Geral) Ryoichi Obitsu

Eu estava pensando "Hmm" enquanto lia.

Quando você vê termos técnicos, tende a evitá-los antes de lê-los, mas o que eles estão dizendo é simples. Nosso corpo humano adquire imunidade humoral contra doenças fúngicas e bacterianas estimulando as células B através das células T auxiliares do tipo 2.

Além disso, ativa células T assassinas e células NK por meio de células T auxiliares do tipo 1 para adquirir imunidade mediada por células contra células cancerígenas e células infectadas por vírus (coronavírus e resfriados).

Essas duas funções imunológicas funcionam mantendo um equilíbrio perfeito e, se uma aumenta, a outra é suprimida.

A partir disso, podemos ver que as células T desempenham um papel central no controle do sistema imunológico.

Espero que você possa entender que este é o ponto-chave.

Sabe-se que as células T são feitas a partir do timo. Portanto, se pudermos ativar o timo para fornecer um suprimento estável de células T, podemos adquirir imunidade de maneira equilibrada contra doenças fúngicas e bacterianas, bem como câncer e doenças celulares infectadas por vírus (coronavírus e resfriados). pode-se supor que será possível

Podemos ver que câncer, corona e a maioria das doenças dependem de células T geradas a partir do timo. Contanto que você possa ativar o timo, você pode adivinhar que não haverá nada a temer.

Nervos autônomos

Aprendi a função imunológica com o nervo autônomo como eixo principal. Citarei seu conteúdo.

Os nervos autônomos são originalmente nervos que controlam as funções do coração, trato gastrointestinal, sistema respiratório, vasos sanguíneos e glândulas sudoríparas. É chamado de sistema nervoso autônomo porque funciona de forma independente sem receber comandos do cérebro. Mesmo durante o sono, quando o cérebro está em repouso, o coração continua a trabalhar sem descanso devido ao controle do sistema nervoso autônomo.

O sistema nervoso autônomo é composto pelos sistemas nervosos simpático e parassimpático, que possuem funções opostas. O sistema nervoso simpático torna-se dominante durante o exercício e a tensão, aumentando os batimentos cardíacos, contraindo os vasos sanguíneos e colocando o corpo em um estado ativo.

Os nervos parassimpáticos, por outro lado, são dominantes em repouso, diminuindo a frequência cardíaca e dilatando os vasos sanguíneos. Ao trabalhar os nervos parassimpáticos, a mente e o corpo são relaxados, e a secreção de sucos digestivos e a defecação são estimuladas.

Os glóbulos brancos são um dos componentes importantes do sangue, juntamente com os glóbulos vermelhos. Os glóbulos vermelhos transportam nutrientes e oxigênio para as células e removem os resíduos e o dióxido de carbono.

Por outro lado, os glóbulos brancos trabalham para proteger o corpo contra infecções e câncer. A proporção é de 1 glóbulo branco para 1000 glóbulos vermelhos.

Observando o conteúdo dos glóbulos brancos, em uma pessoa saudável, cerca de 60% são granulócitos e cerca de 40% são linfócitos.

Os granulócitos comem e processam substâncias estranhas de tamanho relativamente grande, como fungos, E. coli, células mortas e fungos. Neste momento, substâncias com forte poder oxidante (oxigênio ativo) são liberadas para destruir substâncias estranhas. O oxigênio ativo está muito envolvido no desenvolvimento e crescimento do câncer.

Os linfócitos são ativos na eliminação de pequenas substâncias estranhas, como vírus. Quando os linfócitos reconhecem substâncias estranhas como "antígenos", eles produzem proteínas chamadas "anticorpos" e trabalham para desintoxicar as substâncias estranhas. Os tipos de linfócitos incluem células natural killer (NK), células T e células B.

Existe uma estreita relação entre os nervos autônomos e os glóbulos brancos.

Os nervos autônomos secretam neurotransmissores das terminações nervosas para regular a função dos órgãos internos. A adrenalina é liberada pelos nervos simpáticos e a acetilcolina é liberada pelos nervos parassimpáticos, que dão comandos aos órgãos internos para induzir tensão e relaxamento.

A adrenalina deixa a mente e o corpo tensos. Aumenta a frequência cardíaca e contrai os vasos sanguíneos. Por outro lado, a acetilcolina relaxa a mente e o corpo. Também promove a digestão, absorção e excreção.

Os glóbulos brancos, granulócitos e linfócitos, respondem de forma diferente à adrenalina e acetilcolina. Os granulócitos são ativados pela adrenalina e inibidos pela acetilcolina. Os linfócitos são o oposto.

Em outras palavras, quando os nervos simpáticos ficam tensos, a adrenalina é secretada e os granulócitos respondem. Quando o nervo parassimpático se torna dominante, a acetilcolina é secretada e os linfócitos respondem. Reagir significa ativar e aumentar em número.

Granulócitos são células que atacam substâncias estranhas relativamente grandes que invadiram de fora. Tem um padrão de ataque que pega e derrete, mas usa oxigênio ativo como arma neste momento.

O oxigênio reativo é o oxigênio que é tão instável que rouba elétrons das moléculas vizinhas para estabilizá-lo. As moléculas das quais os elétrons foram privados sofrem um fenômeno chamado oxidação e perdem sua atividade de uma só vez. Ele vai enferrujar e desmoronar. Usando essa propriedade, os granulócitos processam substâncias estranhas.

Quando o sistema nervoso simpático fica tenso e o número de granulócitos aumenta, a quantidade de oxigênio ativo também aumenta.

Normalmente, o oxigênio ativo é removido por enzimas, mas o oxigênio ativo gerado além da capacidade das enzimas atacará independentemente do ambiente. As células são oxidadas e o DNA é danificado. Isso leva à carcinogênese celular. Também faz com que as células cancerosas cresçam.

O oxigênio ativo também é gerado pela respiração e pelo metabolismo celular, mas diz-se que o oxigênio ativo emitido pelos granulócitos responde por uma proporção considerável. Em outras palavras, quanto mais granulócitos houver, maior a probabilidade de o câncer se desenvolver.

Para o tratamento do câncer, é melhor não aumentar os granulócitos. Um aumento nos granulócitos significa uma diminuição relativa nos linfócitos.

À medida que o número de granulócitos aumenta, a cancerização das células progride devido ao oxigênio ativo, e o sistema imunológico diminui devido à diminuição dos linfócitos que eliminam as células cancerígenas. Portanto, pode-se dizer que é o melhor ambiente para as células cancerígenas viverem.

Em outras palavras, para curar o câncer, é necessário reduzir o número de granulócitos que geram oxigênio ativo e aumentar o número de linfócitos que tentam eliminar o câncer, criando assim um ambiente no qual as células cancerígenas não podem sobreviver.

Fatores que causam câncer.

- Falta de sono devido ao excesso de trabalho

É bom ter uma boa noite de sono, mas se você continuar trabalhando com 3-4 horas de sono, o número de granulócitos aumentará anormalmente, a quantidade de oxigênio ativo aumentará e a oxidação das células progredirá. Você deve ter cuidado.

- preocupações do coração

Estresse como ansiedade, preocupação e tristeza é sentido no sistema límbico do cérebro e transmitido ao hipotálamo.

O hipotálamo é um local que controla o sistema nervoso autônomo e endócrino. O hipotálamo recebe estimulação do estresse e secreta adrenalina e noradrenalina para criar um estado de tensão nervosa simpática.

Como resultado, sua frequência cardíaca e respiração aceleram e sua pressão arterial aumenta. Todos nós sabemos que a ansiedade faz seu coração bater mais rápido.

Ao aumentar o número de granulócitos, diminuir o número de linfócitos e prejudicar o fluxo sanguíneo, cria um ambiente para o câncer se desenvolver e proliferar.

Para suprimir o crescimento das células cancerosas e trazê-las ao tratamento, é necessário aumentar os linfócitos e aumentar a imunidade. Os linfócitos podem ser aumentados tornando os nervos parassimpáticos dominantes.

[Referências] O dicionário médico definitivo para curar o câncer, desde a mais recente medicina moderna até terapias alternativas confiáveis.
Dicionário completo para combater o câncer
(Supervisor Geral) Ryoichi Obitsu

O que são Granulócitos

É um termo geral para glóbulos brancos que possuem "grânulos" contendo componentes com ação bactericida nas células. Eles são divididos em três tipos: neutrófilos, eosinófilos e basófilos.

[Referência] Homepage do National Cancer Center

Eu estava pensando "Hmm" enquanto lia.

Achei que seria bom pensar que os nervos simpáticos e os nervos parassimpáticos trabalham juntos enquanto se equilibram, assim como dois tipos de células T auxiliares.

Você provavelmente quer os dois. Interpretei isso como um requisito para viver uma vida equilibrada. Eu acho que se você tentar dormir com o sistema nervoso simpático dominante durante o dia e dormir com o sistema nervoso parassimpático dominante à noite, você terá um ciclo de vida bem equilibrado.

E até agora, não houve nenhuma mudança da investigação até agora, mas finalmente encontrei. Como posso apresentá-lo como evidência de que minha imunidade aumentou? Em outras palavras, qual é o objeto de avaliação que pode ser julgado? Como posso obter os dados numéricos? Encontrei os critérios para isso.

Critérios de avaliação para imunoterapia do sistema nervoso autônomo.

O tratamento é realizado enquanto se verifica o número de linfócitos e a porcentagem de glóbulos brancos para confirmar o efeito.

No caso de uma pessoa saudável, 1 mm³ (milímetro cúbico) de sangue contém cerca de 2300 a 2600 linfócitos.

Cerca de 2.000 é o limite inferior, e diz-se que se o número for menor que isso, o sistema imunológico ficará enfraquecido e as pessoas ficarão mais suscetíveis a doenças.

Para pacientes com câncer, 1500 é muito bom. Diz-se que o número de linfócitos em pacientes com câncer é de 1.500 ou menos, e que, em alguns casos, é de cerca de 1.000, ou até menos, naqueles que recebem tratamento como drogas anticâncer.

O objetivo da imunoterapia do sistema nervoso autônomo é restaurar o número de linfócitos para cerca de 2.000. Quando ultrapassa 2000, a força imunológica ganha força gradativamente.

[Referências] O dicionário médico definitivo para curar o câncer, desde a mais recente medicina moderna até terapias alternativas confiáveis.
Dicionário completo para combater o câncer
(Supervisor Geral) Ryoichi Obitsu

Eu queria isso. Este. o que eu queria descobrir.

Percebi que deveria avaliar como usar a energia do amor e da amizade com base nisso.

Se você está lendo isso e tem um paciente com câncer perto de você, vale a pena tentar usar a energia do amor e da amizade o quanto antes.

A partir de agora, gostaria de prosseguir com minha própria pesquisa. No entanto, não é algo que pode produzir resultados imediatamente.

Isso ocorre porque não é medicamente reconhecido, a menos que libere o que é chamado de ensaio clínico.

Portanto, não é algo que pode ser alcançado durante a noite.

Resumo de Timo

Existe uma base médica para usar a energia do amor e da amizade? Eu vou responder a essa pergunta. Há um fato que alguns cientistas médicos passaram a esperar que o poder do amor tenha um efeito sobre o sistema imunológico. É fato que o timo, o principal órgão que controla a função imunológica humana, está escondido no centro do coração. Concluímos que há espaço para novas pesquisas.

Além disso, há uma questão em aberto. É fato que não foi comprovado medicamente que, ao usar a energia do amor e da amizade, a glândula timo é estimulada, afetando as células T que controlam a função imunológica e melhorando a função imunológica humana.

Tarefas futuras. Amostras de sangue serão coletadas antes e depois de usar a energia do amor e da amizade para ver como o sistema imunológico é afetado numericamente. Também investigaremos os resultados do uso contínuo da energia do amor e da amizade por cerca de seis meses a três anos. Espero que, se pudermos investigar o quanto o efeito aparecerá, seja comprovado como um método para aumentar a imunidade medicamente.

Se os resultados esperados puderem ser obtidos, especula-se que existe uma possibilidade oculta de que ele possa ser usado no tratamento do câncer em combinação com os métodos de tratamento existentes.

Se for comprovado que existem evidências médicas e científicas sobre como usar a energia do amor e da amizade, isso ajudará a aliviar a ansiedade das pessoas que vivem na província de Fukushima que têm medo do câncer. Gostaria de concluir este documento com a espero que sejamos capazes de fazê-lo.

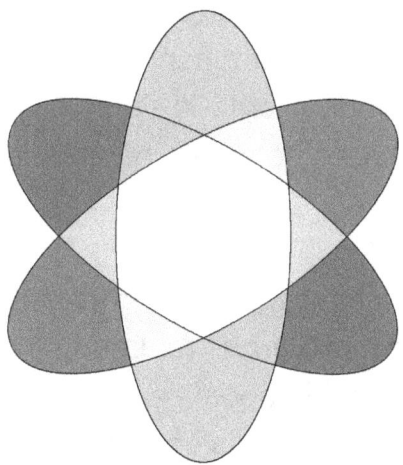

Uma história sobre experimentar a ativação do timo

Há coisas em que penso depois de experimentar uma experiência de corrente ascendente (ascensão) e uma experiência de despertar.

Um dos fenômenos que ocorre em torno do clímax da ascensão é a ativação do timo. A ativação do timo ocorre em um nível que pode ser sentido através da pele.

Se eu fosse colocar o fenômeno naquele momento em palavras, eu diria que senti um corpo de energia com a imagem de uma "borboleta" ou "dobradiça" no centro do meu coração, ou ligeiramente acima do meu coração. Você pode chamá-lo de asas. Pode não ser exagero descrevê-lo como um pássaro de um sol ardente.

Quando senti a sensação do timo, a palavra "aluno da quarta série" me veio à mente. Lembro-me dos sentimentos que tive naquela época e sinto que esses sentimentos foram os mais corretos. E acho que é o melhor. Lembrei-me. Parece que quando a distinção de gênero não era tão grande... quando todo mundo era amigo.

Parece que o momento em que o timo é mais ativado na vida atinge o pico por volta da quarta série do ensino fundamental. Diz-se que o timo continuará a atrofiar pelo resto da vida, atingindo o pico por volta da quarta série do ensino fundamental, até os 70 anos. Fiquei surpreso ao descobrir que combinava com a experiência associada à "escola primária da quarta série". Um aluno da 4ª série do ensino fundamental tem 10 anos.

[Referência] Wikipédia
https://ja.wikipedia.org/wiki/%E8%83%B8%E8%85%BA

Pensando bem, a diferença entre homens e mulheres, tanto física quanto mentalmente, começou a aparecer depois desse tempo, e antes que eu percebesse, uma grande diferença nasceu.

Isso aconteceu há muito tempo. É uma memória.

Lembro-me de que, mesmo que eu tenha me machucado naquela época, curou bem. Foi por causa do meu timo. Lembrei-me.

Além disso, quando o timo é ativado pela experiência da corrente de ar ascendente (ascensão) e pela experiência do despertar, você pode sentir como se tivesse recuperado a mente de uma criança.

É uma sensação de que você pode realmente saborear a sensação da infância.

Você pode dizer que é um coração inocente, ou pode dizer que é uma sensação de aproveitar tudo, é uma sensação muito boa e rica de que você está sempre feliz e se divertindo e sempre sorrindo.

Se você está insatisfeito com a sociedade moderna e tem a sensação de não ser recompensado ou não salvo, por que não experimenta esse sentimento uma vez?

Quando você puder desfrutar desse sentimento, sua perspectiva e maneira de pensar serão renovadas e você poderá viver com satisfação. Eu apreciaria se você pudesse convertê-lo para tal vida.

Resultados de exames de sangue. fatos na superfície e fatos na parte de trás

Um momento de alegria. Vou pegar os números que foram vistos no exame de sangue. Dados históricos de exames de sangue

採取日付 採取時間 伝票名	2016/05/10	2022/02/16	2022/03/09	2022/05/18
		検体検査	検体検査	検体検査
WBC	6120	5240	5450	6780
RBC	563	550	565	552
Hgb	16.0	16.3	16.6	15.5
Hct	47.0	49.0	49.7	46.8
MCV	83	89	88	85
MCH	28.4	29.6	29.4	28.1 L
MCHC	34.0	33.3	33.4	33.1
PLT	24.9	31.9	34.7	37.9
白血球像				
Baso	0.3	0.6	0.7	0.6
Eosino	7.7 H	4.4	8.4 H	3.4
Stab				
Seg				
Neutro	62.3	53.4	46.0	62.7
Lympho	18.8	35.7	39.6	26.7
Mono	10.9 H	5.9	5.3	6.6
その他1	0.0	0.0	0.0	0.0
その他2	0.0	0.0	0.0	0.0
EBL	0.0	0.0	0.0	0.0
リンパ球（実数）	1150.0 L	1870.0 L	2160.0	1810.0 L
好中球（実数）	3810.0	2800.0	2500.0	4250.0
LD/IFCC		148	142	153
CK	83	436 H	90	166
BUN	15.3	11.6	11.9	18.0
CRE	0.91	0.93	0.91	0.84
UA		6.7	5.8	6.0
Na	142	142	142	142
K	3.9	3.9	3.7	3.7
Cl	102	106	105	104
HDL-C		43	40	38 L
LDL-C		172 H	195 H	197 H

16 de fevereiro de 2022 é o dia em que me pediram para fazer um check-up médico novamente pela primeira vez e o recebi no hospital da minha família. Neste dia, ele foi submetido a um ecocardiograma do coração e foi diagnosticado como sem anormalidades. Nessa época, me disseram que meu LDL-C, o chamado colesterol LDL, estava alto e que eu deveria tentar baixá-lo.

9 de março de 2022, este dia é o 1º dia de observação de transição. Você pode ver os números piorando. Naquela época, achei que ia ficar tudo bem porque parei de beber, que era minha rotina diária, por um mês. No entanto, os resultados estão surgindo, e vou ser instado a mudar minha mentalidade. Então, com orientação de uma nutricionista, adquiri o hábito de fazer exercícios moderados e caminhadas, e também adotei a dietoterapia.

18 de maio de 2022, este dia é o segundo dia de observação de transição. Eu estava confiante pessoalmente. No entanto, os resultados foram ainda piores, por quê? Foi um resultado que eu pensei mesmo tendo feito tanto. Naquela época, os resultados dos exames de sangue estavam piorando, mas eu havia perdido muito peso. Meu médico me disse: "Eu posso ver os sinais de seus esforços, então vamos observar o progresso sem receitar remédios".

O dia acabou com a história de que deveríamos ver o médico novamente em 3 meses.

Também recebi orientação de uma nutricionista. É um método de cozimento de "macarrão instantâneo em um saco". Até então, o macarrão era cozido junto com a sopa e os ingredientes (repolho, etc.) e comido como está. A nutricionista me aconselhou a ferver o macarrão separadamente da sopa e escorrer a água quente. Quando eu tentei, aquele rico ramen se transformou em um ramen leve. De repente me senti motivado.

Além disso, mudei meu exercício de caminhar ao redor do campo de beisebol no parque esportivo para caminhar enquanto observava a paisagem. Por exemplo, desenvolvi um método de caminhar até a biblioteca, me refrescar na biblioteca enquanto lia e, quando me senti bem, voltei a caminhar e fui para casa.

Andar em círculos pelo mesmo lugar é chato porque não tem propósito, mas percebi que andar com propósito e motivação para ler um livro pode ser surpreendentemente prazeroso.

Entre eles, me dei várias recompensas, como beber suco de abacaxi quando consegui caminhar até a metade, e inventei maneiras de fazê-lo.

10 de agosto de 2022

E o tão esperado 10 de agosto de 2022. Eu tenho resultados. Se você observar o local onde está escrito o colesterol LDL, verá que o valor do colesterol LDL está diminuindo.

No	検査項目	結果	下限値	上限値	コメント	コメント2	単位名称
1	白血球数	5590	3500	9700			/MCL
2	赤血球数	533	M438	577			マン/MCL
3	血色素量	15.0	M13.6	18.3			G/DL
4	ヘマトクリット	46.2	M40.4	51.9			%
5	MCV	87	M 83	101			FL
6	MCH	28.1 L	M28.2	34.7			PG
7	MCHC	32.5	M31.8	36.4			%
8	血小板数	29.9	14.0	37.9			マン/MCL
9	白血球像						
10	好塩基球	0.5	0.0	2.0			%
11	好酸球	5.0	0.0	7.0			%
12	桿状核球		0.0	19.0			%
13	分葉核球		27.0	72.0			%
14	好中球	45.2	42.0	74.0			%
15	リンパ球	42.9	18.0	50.0			%
16	単球	6.4	1.0	8.0			%
17	その他1	0.0		0.0			%
18	その他2	0.0		0.0			%
19	赤芽球	0.0		0.0			/100WBC
20	リンパ球（実数）	2400.0		GT 2000			/MCL
21	好中球（実数）	2520.0					/MCL
22	LD/IFCC	136	120	245			U/L
23	CK	109	M 50	230			U/L
24	尿素窒素	14.6	8.0	20.0			MG/DL
25	クレアチニン	0.93	M 0.65	1.09			MG/DL
26	尿酸	6.7	M 3.6	7.0			MG/DL
27	ナトリウム	142	135	145			MEQ/L
28	カリウム	4.1	3.5	5.0			MEQ/L
29	クロール	108	98	108			MEQ/L
30	総コレステロール	212	150	219			MG/DL
31	中性脂肪	206 H	50	149			MG/DL
32	HDLコレステロール	40	M 40	80			MG/DL
33	LDLコレステロール	155 H	70	139			MG/DL

Mas há uma ressalva. Tive indicação de nutricionista. Que tipo de bebida você bebe quando anda? Respondi imediatamente: "É suco de abacaxi". Então, a nutricionista pareceu entender o ponto e disse: "Essa é a causa". Fiquei tão surpreso que meus olhos saltaram.

Aparentemente, beber bebidas doces aumenta a "gordura neutra". Portanto, ao caminhar, será difícil parar completamente o suco de abacaxi, então alterne a bebida com chá verde ou chá de cevada. Fui aconselhado por uma nutricionista.

A história visível termina aqui. A partir daqui, vou falar de uma história que arrasa o bom senso.

Em 10 de julho de 2019, fui iniciado na cura por cristais e, como resultado de fazê-lo quase todos os dias, experimentei a ascensão meio ano depois. Desde então, tenho passado meus dias de ascensão quase todos os dias e, em meados de maio de 2022, tive uma experiência de despertar acompanhada de uma experiência assustadora. No processo de transição para a experiência do despertar, por acaso fiz um exame de sangue.

Vamos dar uma olhada nos materiais para 18 de maio de 2022.

Resultados dos exames de sangue em 18 de maio de 2022

No	検査項目	結果	下限値	上限値	コメント	コメント2	単位名称
1	白血球数	6780	3500	9700			/MCL
2	赤血球数	552	M438	577			マン/MCL
3	血色素量	15.5	M13.6	18.3			G/DL
4	ヘマトクリット	46.8	M40.4	51.9			%
5	MCV	85	M 83	101			FL
6	MCH	28.1 L	M28.2	34.7			PG
7	MCHC	33.1	M31.8	36.4			%
8	血小板数	37.9	14.0	37.9			マン/MCL
9	白血球像						
10	好塩基球	0.6	0.0	2.0			%
11	好酸球	3.4	0.0	7.0			%
12	桿状核球		0.0	19.0			%
13	分葉核球		27.0	72.0			%
14	好中球	62.7	42.0	74.0			%
15	リンパ球	26.7	18.0	50.0			%
16	単球	6.6	1.0	8.0			%
17	その他1	0.0		0.0			%
18	その他2	0.0		0.0			%
19	赤芽球	0.0		0.0			/100WBC
20	リンパ球（実数）	1810.0 L		GT 2000			/MCL
21	好中球（実数）	4250.0					/MCL
22	LD/IFCC	153	120	245			U/L
23	CK	166	M 50	230			U/L
24	尿素窒素	18.0	8.0	20.0			MG/DL
25	クレアチニン	0.84	M 0.65	1.09			MG/DL
26	尿酸	6.0	M 3.6	7.0			MG/DL
27	ナトリウム	142	135	145			MEQ/L
28	カリウム	3.7	3.5	5.0			MEQ/L
29	クロール	104	98	108			MEQ/L
30	総コレステロール	241 H	150	219			MG/DL
31	中性脂肪	125	50	149			MG/DL
32	HDLコレステロール	38 L	M 40	80			MG/DL
33	LDLコレステロール	197 H	70	139			MG/DL

Neste momento, ainda não experimentei o despertar. No entanto, não há dúvida de que foi um processo de transição para uma experiência de despertar. Lembro-me de que estava no meio da chamada experiência de horror. Para ser mais preciso, em 27 de maio de 2022, estou preso no hospital. Por volta de 21 de maio de 2022, há evidências de que foi emitido um cupom de fechamento que decidiu fechar a loja de pedra natural que estava vendendo online na época. Então, eu estou supondo que foi provavelmente na época em que a história de Kagome apareceu.

Só se pode dizer que é um milagre que haja um documento de sangue dessa época. Acho que fiz um exame de sangue na hora certa. Sou grato pelo sistema de check-up de saúde.

Na verdade, quando perguntado quando tive minha experiência de despertar, honestamente não sei quando tive minha experiência de despertar. Acho que foi no início de junho de 2022.

A razão pela qual esta preciosa experiência se tornou ambígua é que durante a transição para a experiência do despertar, eu estava no processo de deixar tudo de lado. Também fechei a loja de pedra natural que comecei com 2 milhões de ienes. Todos os livros que foram publicados até agora foram descontinuados. Excluí completamente a conta que enviou o artigo até então. Bem, bem, não há registros restantes. Coletar fragmentos de memórias e pensar sobre o que aconteceu durante esse período resulta em ambiguidade. Lembro-me do desespero daquela época.

Na verdade, foi muito confuso na época.

Isso porque eu estava relutante em transmitir "cura" às pessoas. Achei que seria melhor não dizer se você vai ter uma experiência tão dolorosa. Em primeiro lugar, nem todas as pessoas querem uma ascensão ou uma experiência de despertar. Eu estava pensando que se fosse apenas minha auto-satisfação, eu deveria parar de contar a eles.

No entanto, depois dessa experiência, meu corpo voltou ao normal, minha mente ficou saudável e fiz uma descoberta inesperada. Uma sensação tímica que ocorre no processo de transição para uma experiência de despertar. Quando comecei a pensar que talvez alguém no mundo pudesse ser salvo se eu ensinasse cura usando esse sentido do timo, isso se tornou a força motriz para ensinar cura.

O timo desempenha um papel central na função imunológica humana, e agora sabe-se que é um órgão que amadurece as células T (linfócitos T) que protegem o corpo da corona e do câncer. Não posso deixar de pensar que se conseguirmos ativar o timo, podemos dizer que podemos fortalecer e melhorar a função imunológica humana.

Foi só depois que percebi isso que consegui abrir a Cura de Ativação do Timo ao público.

Além disso, em 19 de julho de 2022, havia um paciente corona positivo em casa e fiquei em quarentena por cerca de uma semana, de acordo com as instruções do centro de saúde pública.

Naquela época, tentei ver o que aconteceria se eu fizesse a cura de ativação do timo. Eu mesmo tive sintomas que irritaram minha garganta, mas consegui passar uma semana em isolamento sem nenhum sintoma como tosse ou febre.

Não sei se por acaso não peguei o coronavírus ou por causa da cicatrização da ativação do timo, mas consegui escapar da dificuldade.

Além disso, quando ensinei a cura por ativação do timo aos pacientes corona-positivos e observei seu progresso, eles não se tornaram graves. Claro, acho que foi por causa do remédio, mas recebi relatos de pacientes corona-positivos que se sentiram melhor depois de realizar a cicatrização da ativação do timo.

A propósito, toda a minha família são pessoas raras e não vacinadas. Mesmo em tal ambiente, os sintomas são leves.

Após essa experiência, fui ao hospital em 10 de agosto de 2022 e fiz um exame de sangue.

Se você comparar os resultados de um exame de sangue milagrosamente realizado no processo de transição para a experiência do despertar e os resultados de um exame de sangue após experimentar a experiência do despertar e superar o coronavírus, verá resultados interessantes.

18 de maio de 2022 (antes da experiência de despertar)
Contagem de linfócitos (número real) 1810,0/MCL
Neutrófilos (número real) 4250.0/MCL

10 de agosto de 2022 (após a experiência do despertar)
Contagem de linfócitos (número real) 2400,0/MCL
Neutrófilos (número real) 2520.0/MCL

Claro, considerando que o pólen e o mofo crescem em maio, acho que há mudanças sazonais nos números. Além disso, não significa necessariamente que seja bom que a contagem de linfócitos esteja aumentando, mas é necessário que esteja em equilíbrio.

Porque quando a contagem de linfócitos é anormalmente alta, suspeita-se que seja uma doença, e quando a contagem de linfócitos é anormalmente baixa, suspeita-se de uma doença.

Portanto, não é necessariamente o caso de que quanto maior a quantidade, melhor, mas é importante que esteja bem equilibrado e ativado.

Portanto, estou ciente de que não é possível julgar que o timo seja ativado a partir desse valor. Eu acho que os números são bons como resultado. Estou saudável agora.

Além disso, estou ciente da situação atual de que nenhum método foi encontrado para avaliar se o timo foi ativado pela cura da ativação do timo. Estou começando a me perguntar como posso avaliar que o timo está ativado.

Eu posso ver a resposta, mas como provar isso é um mistério. Estou convencido de que este será um problema para o futuro.

ANTES DO FIM

Se você praticar como usar a energia usando amor e amizade na história principal, após cerca de 3 a 6 meses, ocorrerá uma corrente ascendente (ascensão) que se tornará um dragão subindo ao seu coração.

Quando ocorreu a primeira ascensão, fiquei maravilhado. Você perceberá como é maravilhoso usar a energia do amor e da amizade.

Passei a acreditar que a ascensão era uma coisa real, uma história real.

E como resultado da continuidade da corrente ascendente, a corrente ascendente se move do coração para a parte posterior da garganta.

Além disso, à medida que você continua avançando na corrente ascendente (ascensão), você se moverá para o crânio. Mas até agora, é puro prazer. Foi bom e eu estava feliz.

No entanto, após 2 anos e 10 meses praticando o uso da energia do amor e da amizade, a ascensão se move para o crânio, e a ascensão se move para o topo da cabeça.No meio dela, apareceu o tormento do inferno.

É completamente diferente do prazer até então, e eu vou sofrer. Evoluiu para uma ascensão que compartilhou alegrias e tristezas com calafrios, medos e ansiedades.

A experiência de despertar que se segue é descrita em detalhes neste livro. Por favor, leia este livro novamente.

Finalmente, vou te ensinar sobre a cura da ativação do timo.

Cura de ativação do timo

Eu vou te ensinar.

Primeiro, coloque o polegar esquerdo na clavícula esquerda e o dedo indicador esquerdo na clavícula direita. Coloque o polegar direito acima do dedo indicador esquerdo e o dedo indicador direito acima do polegar esquerdo.

Não é exatamente preciso, mas imagine que há um timo por aí.

Concentre-se em sua respiração. Diga isso em sua mente enquanto expira.

Eu te dou amor e amizade.
Eu te amo.
você é meu amigo

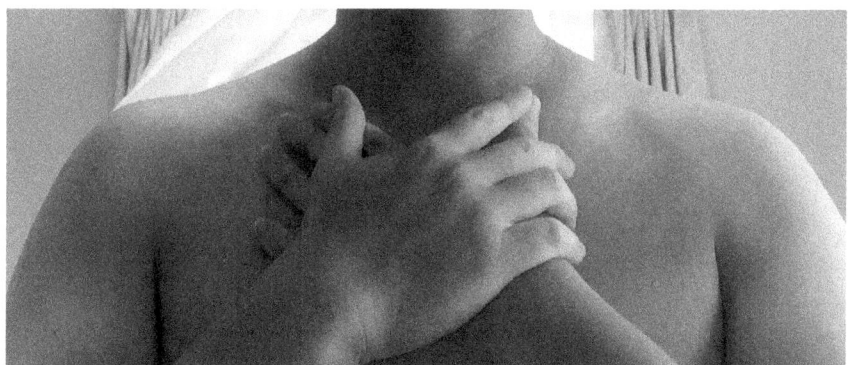

Por favor, não diga isso em voz alta, mas sussurre em seu coração. Repita isso com cada respiração. Se você tiver tempo agora, vamos meditar como é. * O tempo de meditação é gratuito. Eu gostaria que você fosse tão confortável quanto você quiser.

Algum de vocês pode sentir a energia do amor e da amizade que emana de seu coração? Ou você pode ver algo com os olhos da mente: imagens e visões, sons e músicas, vídeos e histórias.

Se você se sente assim, não se segure e vá em frente e experimente como se quisesse ver mais. Esta é a prova de que o ser interior que é inerente ao eu está começando a se mover.

Além disso, anote o que acontece quando você usa a energia do amor e da amizade antes de esquecê-la.

Meu livro é feito a partir deste memorando.